AN

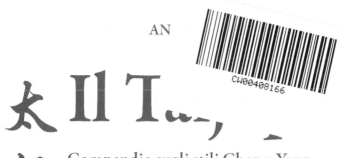

Il Taijiquan

Compendio sugli stili Chen e Yang radici comuni e loro trasmissione

Ricerca condotta da
Gianluca Ballarin e Andrea Brighi

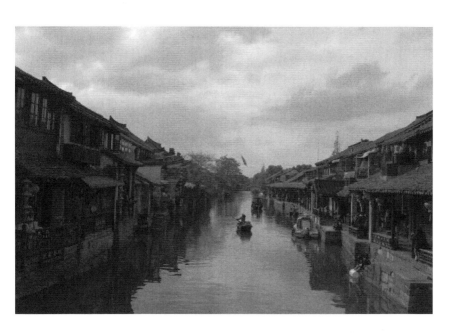

foto di Andrea Brighi:
Suzhou 蘇州 (China)

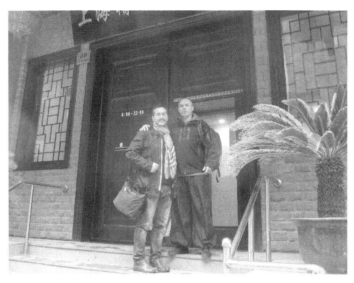

Gianluca Ballarin e Andrea Brighi.
Ingresso della sede centrale della Chinwoo Athletic Association a
Shanghai. Anno 2014.

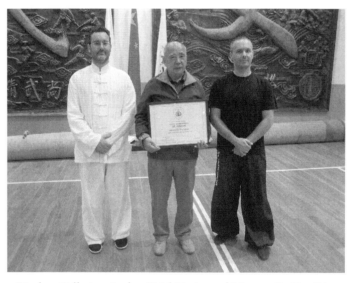

Gianluca Ballarin e Andrea Brighi insieme al Maestro Ge Yun Qing
nella sale centrale della Chinwoo Athletic Association a Shanghai.
Anno 2014.

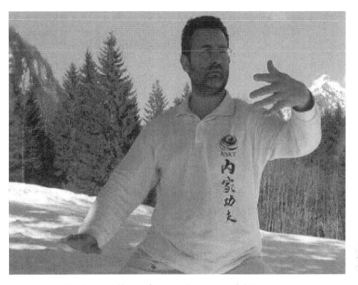

Gianluca Ballarin durante la pratica del Taijiquan

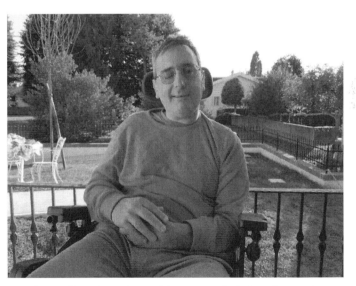

Gianluca Ballarin dopo 4 anni dal suo ictus che lo ha colpito nel 2017

太极拳

INDICE

dedicato a Gianluca Ballarin

"...se hai bisogno chiama, sono quì!"

"...forza, il meno è fatto!"

INTRODUZIONE

Questo compendio è frutto della ricerca che ho portato avanti insieme a Gianluca Ballarin. La maggior parte delle informazioni quì raccolte deriva da un lavoro ben più ampio e quì sono riportati solo i fatti e gli argomenti di maggiore importanza. Il lavoro di rimessa in ordine dei nostri appunti ricerche interviste considerazioni ed esperienze è quì riassunto.

Partendo dalle ricerche di Gianluca a Shanghai, passando attraverso le interviste fatte insieme a tanti maestri tradizionali, poi pubblicate sulla mia rivista 'New Martial Hero Magazine Europe', e dalla pratica diretta del *taijiquan*, è stato possibile tracciare un filo conduttore che vi accompagnerà nella lettura di questo compendio.

Quando ho incontrato Gianluca per la prima volta fu presso la mia casa editrice di allora. Ci incontrammo per dare vita ad una una collaborazione editoriale tra Italia e Cina, tra la mia rivista di arti marziali, la New Martial Hero Magazine, e lui che divenne per quasi 10 anni il nostro corrispondente da Shanghai!

Fu l'inizio di una profonda e rara amicizia fraterna che sfociò in ricerche assidue sul *gong fu* (kung fu) e nello specifico nelle arti interne, intervistando insieme decine di maestri con i quali abbiamo anche potuto praticare.

Questo testo è solo una parte della grande ricerca che ci ha prima unito come fratelli (*xiongdi*) e poi spinto a viaggiare nel cammino della Via, nella ricerca di storie e maestri da frequentare per quella che per noi è sempre stata la nostra grande passione, il *gong fu*.

Anni trasocrsi a studiare insieme su diversi testi, interviste, viaggi, pratica marziale, confronti fra diversi stili, hanno reso possibile la stesura di tantisismi appunti. Riprendendoli tutti e partendo dalla tesi universitaria di Gianluca nasce questo volume, primo di una serie spero.

Senza la presunzione di tracciare una verità assoluta, partendo dalle radici comuni, il libro cerca di teorizzare quelle fasi evolutive della pratica stessa. Desidera offrire un punto di vista, una diversa prospettiva per chi approcciandosi con attitudine e passione, cerca di praticare seriamente.

Gianluca oggi non può più portare avanti la sua passione, colpito da un'ictus devastante il 12 novembre del 2017, da cui fortunatamente riesce a sopravvivere. Resta semi-paralizzato in quasi tutta la parte sinistra del corpo e costretto a stare in sedia a rotelle. Prosegue la sua nuova Via sereno, con l'affetto infinito dal papà e dei suoi tantissimi amici.

Gianluca ed io abbiamo lavorato a stretto contatto per tanti anni, con grande sintonia nella visione marziale, nella pratica, ricerca, e condivisione della Via, smettendo perfino di chiamarci per nome, diventando, come disse lui, semplicemente *xiongdì* (fratelli).

Devo molto a *"Xiongdì"*, ha saputo accompagnarmi nella pratica e nella scelta della Via, mi diceva sempre:

"se hai la fortuna di incontrare una Via viva...abbracciala e percorrila...abbiamo poco tempo, assicurati sempre che ciò che pratichi appartenga ad una Via viva".

Grazie a lui ho avuto questa fortuna e per questo, per rendere onore e omaggio alla fratellanza che ci unisce, al suo (nostro) lavoro, ho deciso di pubblicare questo primo volume. Grazie alle vendite potremo sostenere Gianluca nella sua difficile situazione attuale e si potrà contribuire alle cure mediche e spese necessarie

Ringrazinado *xiongdì* dal profondo del cuore per essersi manifestato in questa dimensione, nelle sue diverse forme, che non cambiano la sua meravigliosa essenza.

Luglio 2022
Andrea Brighi

太极拳

Solo alcune persone hanno dentro di Sè
il senso del ruolo del guerriero,
l'arte marziale è qualcosa di sacro
che necessita di rispetto assoluto.
Dobbiamo fare spazio ai silenzi,
dare rilievo alle azioni educative ed evolutive.
La pratica deve rendere onore alla verità
e andare al cuore, non a caso si chiama Via.
Solo la paura frena,
e non bisogna soccombere ad essa
(ci fa diventare l'opposto di ciò che il sentiero offre),
ma esteriorizzarla in forma rituale,
che ha le sue radici nel sacro.
L'arte marziale gioca con la paura, la coccola,
la trasforma da bruco in farfalla facendola sparire.

Gianluca Ballarin

PREFAZIONE

Scopo del libro è ripercorrere la storia del *taijiquan* rintracciandone le origini nel substrato culturale taoista in cui il *taijiquan* ha preso forma, evidenziando gli elementi storici e le problematiche socio-culturali che non hanno permesso una percezione univoca della sua storia e identità, cercando parallelamente di rintracciare la matrice comune alle attuali differenziazioni stilistiche. In quanto espressione della cultura tradizionale cinese, il *taijiquan* si origina nelle comunità locali, fortemente permeate dal taoismo, dove il *gong fu* ("azione meritoria"), non indica solo le arti marziali per la difesa del territorio, ma indica ogni attività che trasformi i soffi (*qi*) dell'individuo, i quali, attraverso il rituale, vengono ridistribuiti a favore della comunità.

Riferendoci alle due teorie principali sull'origine del *taijiquan*; la famiglia Yang sostiene che fu creato dall'eremita taoista Zhang Sanfeng dei monti Wudang, e che fu trasmesso alcuni secoli dopo a Chen Changxing della famiglia Chen, verso la fine del XVIII secolo; la famiglia Chen sostiene l'origine all'interno della famiglia stessa, ad opera del famoso guerriero Chen Wanting che alla fine della dinastia Ming reinterpretò lo stile *Shaolin paochui* del clan alla luce dei principi taoisti, dando vita al *taijiquan*.

Il processo di manipolare elementi storici frammentari per creare teorie che legittimassero la propria scuola era diffuso e si amplificò con la diffusione delle arti marziali avvenuta alla fine dei *Qing*, dove il mutato contesto sociale favorì lo scontro tra scuole in termini commerciali e di immagine, e dove le arti si frammentarono e modificarono per meglio distinguersi nel mercato. Un processo inarrestabile che ha avuto come conseguenza la nascita di tantissimi stili e metodi di trasmissione. La grande diffusione del *taijiquan* implicò un processo di semplificazione e adattamento della metodologia per fini salutistici, relegando l'essenza del combattimento alla trasmissione "segreta" e generando molti equivoci su quale fosse il metodo corretto.

A questo proposito è utile citare la critica mossa Wang Xiangzhai (grande riformatore delle arti marziali cinesi); egli riteneva che le arti marziali in generale, ponendo l'accento su aspetti esteriori e travisando l'essenza, fossero degenerate in un vuoto accademismo.

Per dare una misura della varietà di angolazioni da cui il *taijiquan* è interpretato, sono citate le interviste fatte ad esponenti degli stili *Chen* e *Yang*, evidenziando gli elementi comuni al di là delle fisiologiche differenze di interpretazione, per individuare le linee guida del metodo *Chen* e del metodo *Yang*, cercando di perseguire l'intento di ricondurre il *taijiquan* ai suoi principi ispiratori.

Nel capitolo primo si cerca di inquadrare l'ambito in cui il taoismo opera, per determinare la portata dell'influenza dello stesso movimento sulle varie forme di espressione della cultura cinese, quindi anche sul *taijiquan*. Particolare rilievo viene dato all'alchimia taoista, la cui influenza è evidente nel percorso evolutivo del *taijiquan*.

Nel capitolo secondo si traccia la storia del *taijiquan* a partire dai precursori dello stesso sino alla codificazione dell'arte nel villaggio della famiglia Chen, Chenjiagou; si esamina l'evoluzione degli stili maggiori, *Chen* e *Yang* in particolare, sino ai giorni nostri, evidenziando gli aspetti storici controversi.

Nel capitolo terzo si fa un'analisi comparata della metodologia dello stile *Chen*, trasmessa dal maestro Zhang Yongchang, e dello stile *Yang*, trasmessa dal maestro Yan Guangzhong, integrate con le risultanze delle interviste fatte ad altri noti maestri dei due stili, per evidenziare una continuità di metodo nelle varie interpretazioni.

Nel capitolo quarto vengono teorizzate le fasi evolutive del *taijiquan* attraverso gli scritti di alcuni illustri maestri, che hanno messo in rapporto le tappe dell'alchimia taoista con il percorso pratico del *taijiquan*. Ciò può aiutare a mettere in luce l'essenza della pratica, comune a tutti gli stili.

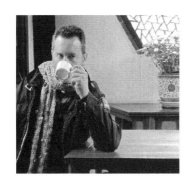

GIANLUCA BALLARIN
Maestro, ricercatore praticante
di Xiny Liuhe Quan
e Taijiquan Yang Style

Si è laureato in Lingue e letterature orientali con una tesi sul Taijiquan "Taijiquan: matrice comune ed evoluzione nella trasmissione degli stili Chen e Yang". Ha praticato taijiquan per oltre venti anni, insegnando in Italia dal 1996 al 2005. Si è trasferito e ha vissuto a Shanghai per 10 anni, dal 2005 al 2015 dove ha studiato taijiquan, xingyiquan, xinyi liuhequan e sanshou. È membro della Shanghai Chin Woo Athletic Association ed è stato presidente della Chin Woo Athletic Association Italy. Ha insegnato e tenuto corsi e conferenze sul Taijiquan, Xingyiquan, Xinyi Liuhequan e Sanshou a Udine, Bologna, Mestre.

Nel novembre 2017 è stato colpito da un ictus devastante che lo ha reso inabile. Grazie alla forte determinazione e all'amore di amici e parenti è sopravvissuto e ora sta lottando per un recupero e una riabilitazione.

Fonda insieme ad Andrea Brighi e Nicola Carofiglio il laboratorio di discipline corporee "Corpo Pieno Corpo Vuoto".

Acquistando questo libro contribuisci alla raccolta fondi per aiutarlo. Se desideri puoi contribuire anche collegandoti alla pa
https://comitato-amici-di-jedi.jimdosite.com/

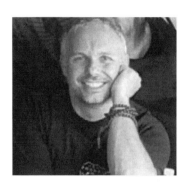

ANDREA BRIGHI
Maestro, ricercatore praticante
di Pak Hok Pai
e Taijiquan Yang Style

Nasce a Milano, cresce tra Prato e Rimini. Inizia la pratica delle arti marziali prima con il Judo, poi pratica Taekwondo e Karatè ma è il Kung Fu che lo affascina e che dall'età dei suoi 14 anni non lascerà mai.

Negli anni studia diversi stili di kung fu tradizionale, in Italia, Hong Kong e Shanghai. Dal 1996 segue e pratica lo stile Tibetano della Gru Bianca (*pak hok pai* - 白鶴派).

Approfondisce il Pensiero Classico Cinese e le arti interne con Gianluca Ballarin a Shanghai, dove, con lui, ha modo di studiare lo *xinyiliuhequan* (心意六合拳) e il *taijiquan yang* (楊式太極拳).

Svolge la professione di Certified Rolfer™ (Educatore Somatico) attraverso il metodo di Integrazione Strutturale Rolfing®.

Con Gianluca Ballarin e Nicola Carofiglio da vita ad un laboratorio di esperienza corporea "CorpoPieno-CorpoVuoto".

E' stato il fondatore, editore e direttore responsabile della rivista New Martial Hero Magazine Europe con cui per 10 anni ha promosso e divulgato il kung fu tradizionale in Italia.

Ha fondato il Comitato 'Amici di Jedi' insieme ai tanti cari amici di Gianluca per sostenerlo.

www.andreabrighi.it
andreabrighi74@gmail.com

太极拳 Il Taijiquan

CAPITOLO I

太极拳

TAOISMO E ALCHIMIA TAOISTA

Il taoismo si origina dalla nozione di *dao* 道, che è indefinibile. Sin dall'antichità tutto nella concezione cinese si origina, ritorna ed è espressione del *dao*, principio impersonale allo stesso tempo trascendente ed immanente in ogni cosa che sfugge ad ogni razionalizzazione e verbalizzazione.

L'ideogramma *dao* significa "via", nel senso di "processo", e in quanto processo soggiacente ad ogni manifestazione, diventa il processo supremo e la via suprema, al di là del significato di "dottrina" che ne è stato dato da alcune scuole filosofiche della Cina antica. L'essenza del taoismo è racchiusa all'inizio del *Laozi* 老子:

> *Un dao di cui si può parlare non è il dao permanente;*
> *un nome che può servire a nominare non è il Nome permanente.*[1]

La definizione *daojia* 道家 ("scuola del dao") compare con lo storico Sima Qian 司马 (146-86 a.C.) che, dedicando una biografia a Laozi, indica con questo termine la corrente mistica non liturgica del taoismo.
Il bibliotecario Ban Gu 班固 (32-92 d.C.), catalogando i libri dell'imperatore, raccoglie il *Laozi*, il *Zhuangzi* 庄子, lo *Huangdi Neijing* 皇帝内经, con i commentari e le opere dei loro adepti, sotto il nome di *daojia*, che oggi traduciamo con "filosofia taoista" o "taoismo filosofico".
Tale etichetta, in origine utilizzata da annalisti e bibliotecari, fu subito provvisoria, non condivisa e non corrispondente all'evoluzione dei mo-

vimenti legati a quei testi.

Dopo la caduta degli Han infatti, per citare un esempio, i letterati confuciani si rifugiarono nella speculazione intellettuale commentando a
modo proprio testi antichi quali il *Laozi* e il *Zhuangzi*, dando una prospettiva degli stessi in senso non taoista.

L'espressione "religione taoista" (*daojiao* 道教 – "insegnamento taoista"),
nata anch'essa in epoca Han, non è, come è stata dipinta dai missionari
cristiani e da alcuni sinologi, una degenerazione della filosofia antica o
pura superstizione, bensì è una realtà così ricca, variegata, complessa, e
al tempo stesso unitaria, da essere percepita nel cuore della popolazione
come la religione nazionale della Cina[2], tanto più che gli stessi taoisti uti-
lizzano indifferentemente i due nomi.

L'ostacolo iniziale alla comprensione del taoismo da parte degli studiosi
occidentali deriva dall'idea stessa di religione; la diversità della società
e cultura cinese comporta necessariamente un'espressione diversa della
religiosità, non definita o strutturata come in occidente perché in Cina la
religione non è una funzione differenziata dell'attività sociale.

Nella sua espressione quotidiana la religione viene raramente definita "taoista", implicando da sempre questo termine un'iniziazione ai Misteri,
rimanendo quindi riservato ai saggi locali, i maestri.

E' importante inoltre rilevare che il taoismo, il confucianesimo ed il
buddismo, cioè le "tre dottrine" (*sanjiao* 三教), non erano percepite
dai cinesi come distinte o in opposizione, bensì come correnti diverse,
complementari e inseparabili di un tutto; in alto nelle gerarchie sociali
erano distinguibili i monaci buddisti dai maestri taoisti e dai funzionari
confuciani, più in basso i singoli elementi di ogni dottrina si fondevano
sfumando in infinite sottoscuole e culti.

La religione cinese non ha tradizionalmente un termine specifico che la
definisca, ed il termine moderno con cui viene indicata, *zongjiao* 宗教
("dottrina settaria"), non rende atto del suo tramite per la comunicazione tra tutti gli esseri ed il cosmo, attraverso la liturgia delle feste e delle
cerimonie nelle comunità locali, senza confessione dottrinaria, dogmi e
professione di fede.

Nonostante la storia del taoismo sia complessa e variegata, legata agli
sconvolgimenti interni alla storia della Cina, caratteristica propria del
taoismo è l'armonizzazione tra le varie correnti e scuole, l'assorbimento

nel suo alveo di elementi di altre tradizioni, senza vere rivalità, e cio' è espressione ancora una volta dei suoi principi fondanti.

Il *taiji* 太极 è "l'unità suprema", l'essere che si manifesta in seno al non essere, la prima emanazione del *dao*, che regge l'universo attraverso l'interazione dialettica dei due principi opposti e complementari *yin* 阴 (principio femminile) e *yang* 阳 (principio maschile), i quali armonizzandosi evolvono, dando luogo a tutte le differenziazioni e manifestazioni.

Taiji viene anche tradotto con "limite supremo", in quanto *ji* in origine indica la trave maestra di una casa, e per estensione il cardine, il perno di tutte le trasformazioni.[3]

Ogni manifestazione riflette l'alternanza dinamica di *yin* e *yang*, pertanto ogni fenomeno, distinzione o scontro si relativizza in funzione dell'armonia universale in seno al *dao*, e ciò, come vedremo, darà una prospettiva diversa alle rivalità stilistiche ed alle speculazioni tecniche del *taijiquan* 太极拳, oggetto del presente studio.

L'unità suprema esiste all'interno della molteplicità, pertanto il taoismo rimarrà naturalmente unitario nella sua diversità, senza arrivare alla costituzione di una chiesa rigidamente organizzata.

L'espressione più immediata e reale del *dao* è il corpo fisico, che si pone in corrispondenza col sistema sociale ed il cosmo, e la priorità data al corpo come punto di partenza di un universo vissuto introspettivamente, e non analiticamente, si traduce nel rifiuto di cercare l'assoluto nel pensiero[4], da ciò la relatività delle categorie culturali occidentali nell'analisi della cultura cinese.

I culti popolari spontanei degli antenati, dei defunti, dei demoni e degli spiriti, sono sempre stati parte integrante della storia in ogni angolo della Cina, e le autorità taoiste tendevano a ordinarli, integrarli, e regolamentarli affinché si conformassero alle rivelazioni del *dao* dei vari maestri.

Il taoismo proviene infatti dalla religione popolare estatica ma ne è un'espressione superiore che è diventata l'anima del popolo cinese, influenzando poi tutti i campi dell'attività umana.

I maestri taoisti, *tianshi* 天士 o *daoshi* 道士 ("dignitari del dao"), non erano e non sono autorità religiose in senso stretto bensì specialisti e amministratori del rituale al servizio della comunità laica, avendo la funzione di castigare ed espellere le divinità false, cioè gli spiriti dei morti insoddisfatti, che estorcevano doni e venerazione alla popolazione; in questo il maestro si contrapponeva alla figura dello sciamano, che era il tramite con spiriti ambigui.

La figura del funzionario confuciano coesisteva socialmente con quella del maestro taoista, che si occupava della burocrazia degli spiriti, avendo nell'immaginario collettivo e nella realtà funzioni analoghe su piani diversi; questo equilibrio fisiologico di base, a seconda del momento storico, poteva ovviamente essere stravolto, in quanto i culti che non rientravano nel favore dei sovrani sono stati più volte soggetti a persecuzioni.

Il taoismo, da un lato rappresenta il complemento del substrato sciamanico, opponendosi ad esso, dall'altro rappresenta una dimensione superiore ed iniziatica dei culti pubblici; i riti e i miti della religione popolare divengono Misteri, cioè liturgia e teologia.[5]

Il taoismo prima della della dinastia Han era conosciuto come scuola *Huang – Lao* 皇老 (dell'Imperatore Giallo, Huang Ti, e del Vecchio Maestro, Laozi), e all'inizio della dinastia questo culto entrò a corte sino all'istituzione , sotto l'imperatore Wu (140-186), del confucianesimo come unica ideologia di stato.

Da questo momento in poi si attua la separazione, con sostanziale continuità nella storia, tra culto pubblico e culto regionale, tra tradizione ufficiale confuciana, e religione non ufficiale che viene allora effettivamente identificata come taoismo.

Il taoismo si riconosce come tale in rapporto a ciò che vuol porsi in antitesi ad esso, ma in realtà il taoismo tollera ed accoglie tutto rimanendo l'organizzazione liturgica della Cina.

I capi locali trovano nella liturgia taoista la legittimazione del loro potere, in essa si costituiscono le strutture politico religiose delle comunità locali che si confondono con le circoscrizioni amministrative dell'impero, in un terreno fertile al sorgere di movimenti di ribellione ogni qual volta se ne presenti la necessità, nella speranza di instaurare il regno della Grande Uguaglianza (*Taiping* 太平), che regnava prima della comparsa della civiltà.

Il taoismo infatti sostenne il rovesciamento di alcune dinastie fornendo ai ribelli, che si organizzarono in società segrete, una legittimazione divina; in altri casi i maestri che vivevano ritirati sulle montagne, quando raggiungevano una reputazione tale da attirare pellegrini e sguardi indiscreti, predicavano le virtù confuciane tradizionali, in quanto il taoismo ignora la predicazione.

La segretezza dipendeva, da un lato, dagli attacchi dell'autorità ufficiale che ha sempre esercitato un controllo sulle pratiche interiori che avessero implicazioni ideologiche pericolose e che conferissero autonomia di pensiero e potere, dall'altro dal carattere esclusivo ed iniziatico della pratica, atta a instaurare un rapporto speciale tra maestro e discepolo senza il quale non ci sarebbe stata una trasmissione vera e corretta, altrimenti sarebbe stata parziale e deviata, con conseguenze pericolose per l'allievo e per la comunità.

Il *daojiao* come movimento organizzato viene rifondato in una situazione di attesa messainica dove l'ordine cosmico è compromesso dalla crisi e caduta della dinastia Han. Nel 142 d.C. la personificazione del *dao,* Laozi "nuovamente apparso", si manifestò a Zhang Daoling 张道陵 su una montagna del Sichuan, nominandolo primo "maestro celeste" (*tianshi*) e stabilendo un'alleanza per rigenerare i soffi vitali dell'universo.

Il saggio avrebbe restaurato l'ordine cosmico in attesa di istituire il legittimo imperatore, istruirlo sul giusto governo e instaurare nuovamente il Mandato Celeste (alleanza tra il Cielo ed il Figlio del Cielo necessaria nell'antichità a governare la Cina).

Con la rovina della dinastia, le comunità locali si erano organizzate in unità che si rifacevano appunto al movimento fondato da Zhang Daoling, e l'importanza capitale di questa riorganizzazione sociale è testimoniata dal fatto che la linea ereditaria dei maestri celesti è continuata sino ai giorni nostri assieme alla tradizione liturgica delle comunità locali, sopravvivendo al contrario delle nostre religioni antiche.

Dopo Zhang Daoling nuove rivelazioni seguirono generando nuove correnti, con differenze dottrinali, liturgiche, pratiche e influssi di altre religioni, ma integrate nello spirito armonizzatore unificante che è alla base dell'esperienza taoista.

I maestri celesti rimangono i capi dell'organizzazione liturgica del popolo anche quando viene organizzata in comunità monastiche, sul modello buddista, la scuola *quanzhen* 全真 ("perfezione totale"), fondata nel 1222 da Chiu Changchun in un momento delicato per la difesa del taoismo come religione nazionale di fronte agli invasori mongoli.[6]

Vi è un altro fattore che caratterizza l'unità del taoismo, quello della continuità tra le opere classiche, la liturgia e le pratiche per "nutrire il principio vitale" (*yangshen* 养生)[7] nelle loro svariate forme.

I rituali del taoismo religioso riprendono l'organizzazione imperiale dell'antichità mitica, e le sue divinità rappresentano il corrispettivo sovrannaturale dell'impero, in quanto emanazioni del *dao*, autorità divina suprema.

Per capire in che misura si possa parlare di dio è necessario analizzare, seppur sinteticamente, i fondamenti cosmologici.

Il taoismo ebbe un ruolo essenziale nella formulazione della cosmologia e del sistema di corrispondenze alla base della cultura cinese.

All'origine del mondo manifesto si pone il Caos Primordiale, *Hundun* 混沌, sfera che sotto l'azione del *dao* contiene tutto l'universo in forma potenziale, indifferenziata, non ancora manifesta.

Sottoposta al mutamento ciclico implicito al *dao* la sfera si differenzia manifestando i soffi prima potenzialmente racchiusi in essa; quelli sottili e leggeri salgono a formare il Cielo, quelli grossolani e pesanti scendono a formare la Terra; l'interazione di questi due poli si condensa nel Centro, terza entità suprema.

La manifestazione dalle tre entità si completa nei Diecimila Esseri, cioè tutto il creato.

Nel pensiero cinese non vi è dualità tra spirito e corpo, tra materia ed energia, tutto è riconducibile ad un'aggregazione di soffi (*qi* 气), diverse condensazioni di un'unica sostanza, emanazione dell'Unità.

Le due fasi essenziali dell'azione spontanea della creazione e del mutamento sono lo *yin* e lo *yang*, che costituiscono la prima legge della cosmologia.[8]

Da queste due fasi, implicite ad ogni fenomeno, deriva la seconda legge della cosmologia, l'alternanza delle Cinque Fasi: l'Acqua e il Fuoco (*yin* e *yang* al loro apogeo), si alternano alle fasi intermedie di Legno e Metallo, costituendo i quattro punti cardinali, e sono congiunte dalla fase centrale Terra.[9]

Le cinque fasi sono associate ad un sistema di corrispondenze che si applica a tutte le categorie, ivi compreso l'essere umano, che risulta composto da diversi soffi corrispondenti a diverse essenze o anime: *jing* 精 ("essenza", "riso raffinato"), che rappresenta i soffi terrestri, la forza vitale allo stato potenziale e fisiologicamente corrisponde al midollo osseo, allo sperma o al sangue mestruale; il *qi* (da non confondersi con il significato generico di soffio), energia più raffinata legata alla funzione respiratoria ed alla trasformazione delle essenze dei cibi; lo *shen* 神, soffio celeste, la più pura e raffinata delle essenze dell'uomo; le anime *hun* 魂, spiriti timonieri che vigilano sulla nostra condotta; le anime *po* 魄, spiriti demoniaci, tendenze distruttive al nostro interno.

Il soffio celeste *shen*, avendo un'aspetto trascendente, è legato alla nozione di *shenming* 神明, "irradiazione dell'anima celeste", che in quanto forza sovrannaturale può essere definita dio o divinità; a causa del ciclo naturale *yin – yang* di alternanza tra vita e morte, un individuo al termine naturale della vita non può aspirare a diventare un dio, bensì un *antenato,* ciò nonostante nelle pratiche di coltivazione di sè che tendono all'immortalità si mira a raggiungere in vita una condizione sovrannaturale attraverso la raffinazione dello *shen*.

Esiste una sostanziale differenza tra le divinità supreme intese come emanazioni del *dao* e gli esseri divinizzati dopo la morte; infatti essi non sono stati divinizzati per virtù morali, ma in quanto morti non naturalmente diventano spiriti diseredati, vicini ai demoni nella natura ma con una forza spirituale dettata dalla condotta non comune in vita, che li caratterizza appunto come dei.

Non è un principio morale alla base della trascendenza, ma è la forza inerente alla dinamizzazione dei soffi che li raffina "spiritualizzando" la materia.

La terza legge della cosmologia, o della fisica cinese, infatti è: ciascun corpo che partecipa ad un'azione ciclica prolungata e ripetuta si tramuta purificandosi[10]; ciò si applica e interagisce a tutti i livelli, attraverso il rituale collettivo che inserisce la comunità nei cicli naturali e cosmici, ed il corrispettivo rituale individuale che ordina l'universo interiore predisponendolo a quello esterno.

Secondo i taoisti, tra tutti gli esseri l'uomo in particolare ha la possibilità di accumulare energia, trasformarsi, e raffinarsi in quanto il suo corpo è l'immagine dell'universo e può mettersi in relazione ai cicli cosmici.

A livello delle comunità locali, la terza legge della cosmologia si esprime nel concetto di "azione meritoria", *gong fu*[11] 功夫, il cui significato di accumulazione di merito deriva da un'attività disciplinata e ciclica che conduce alla trasformazione dei soffi.

Il merito è individuale ma nell'ottica taoista la specifica attività ed abilità che conduce al *gong* inserisce l'individuo o il gruppo nella comunità e nel cosmo, in quanto il merito viene ridistribuito a beneficio di tutti attraverso il rituale, e ciò è parte del processo di rinnovamento della coesione e di armonizzazione in funzione del tempo.

Al gradino più basso della gerarchia taoista vi sono i "maestri dai piedi scalzi" detti anche "testa rossa", per via del loro copricapo.

Essi si fanno interpreti del culto popolare quotidiano al livello più basso, influenzato dallo sciamanesimo, e comunicano con le divinità utilizzando come strumento la trance di un medium, loro apprendista.

Il taoismo conosce alcune forme di trance ma non si serve di droghe per provocarla e inoltre rifiuta la possessione del corpo da parte di spiriti esterni.

Maestri testa rossa e medium provengono dai gruppi iniziatici per classi d'età legati alle singole comunità locali, vengono scelti per vocazione e non costituiscono un gruppo organizzato.

I *daoshi* invece sono organizzati in confederazioni e si pongono a un livello superiore rispetto ai maestri testa rossa; essi si distaccano completamente da esperienze anche indirettamente legate allo sciamanesimo, cioè attuano i riti senza l'impiego del medium.

Pur esistendo organizzazioni monastiche taoiste, la maggior parte dei *daoshi*, sin dall'origine del movimento dei Maestri Celesti, è sposata.

Essi operano nel mondo, svolgendo una funzione sociale di amministrazione dei riti; la loro carica si trasmette per via ereditaria legitimata da una concessione data a un antenato, da parte del Maestro Celeste, leader dei *daoshi*, rappresentante della linea che si rifà direttamente a Zhang Daoling.

Il *daoshi* non è il capo della comunità, che ha i suoi capi, ma è lo specialista del rito che con i testi manoscritti liturgici, trasmessi segretamente, ha la funzione di "trasformare in quanto delegato del Cielo".

Il *daoshi* è in grado di eseguire piccoli riti, mentre i grandi rituali sono riservati al grado superiore di Grande Maestro, che deve avere, oltre all'ereditarietà della carica di *daoshi*, qualità particolari, e deve sostenere un ferreo apprendistato di venti anni.

Vi sono rituali individuali, per la cura di malattie o di "mali", azioni rituali per ogni fase della vita e celebrazioni collettive in funzione di ogni ciclo temporale.

Ogni rituale, grande o piccolo, si articola in quattro fasi: l'installazione dello spazio sacro, in cui si ricrea un modello perfetto del mondo con tutte le divinità; il digiuno, come accumulazione di forze trascendenti; l'offerta, che sancisce l'alleanza con tutte le forze; la dispersione dello spazio sacro, che, con la distruzione delle scritture sacre identificative degli elementi dello spazio, segna la realizzazione dei meriti e l'evoluzione di tutti i partecipanti; umani, defunti e divinità.

E' importante sottolineare che alle azioni esteriori, alle recitazioni, alle melodie, a tutti gli elementi esteriori che costituiscono il rituale, si associa un rituale interiore compiuto dal maestro, perno dello spazio.

Nel rito gli esseri vengono classificati dal maestro secondo il loro Destino Fondamentale, il loro merito e la loro funzione, vengono integrati tra loro nel sistema cosmologico ricreato nello spazio sacro, e attraverso l'accumulazione della forza trascendente (meriti) con il movimento ciclico della concentrazione e dispersione, sui piani speculari del corpo e della comunità, per il tramite del maestro, i meriti di ognuno ritornano al corpo sociale che si eleva a un livello superiore.

Il concetto di *gong* si estende alla comunità intera come fattore ordinatore della stessa, in seno al taoismo che di fatto pone ordine nei culti popolari, unificati dalla percezione del cosmo come aggregato di soffi.

Le nozioni di *gong* e di soffio sono quindi indissolubili e hanno ragion d'essere nella cosmologia che si fonda sul *dao*.

L'ordinare, il classificare è una prerogativa dell'alchimia, dove la liturgia comunitaria viene sostituita da rituali individuali basati sul raffinamento dei soffi.

L'alchimia rivestì un ruolo importante nell'evoluzione del taoismo arrivando ai nostri giorni come strumento di trasformazione individuale; essa nacque in senso operativo assomigliando a quella occidentale.

Dan 丹 (cinabro, è un solfuro di mercurio) in cinese indica alchimia; l'alchimia cinese sarebbe la più antica del mondo, ed è nata proprio dal taoismo.[12]

Il processo di trasformazione del "minerale perfetto" dell'alchimia occidentale riguarda anche l'alchimia cinese.

Così come l'uomo è un microcosmo, così l'opera alchemica può essere la riduzione, con conseguente accelerazione e intensificazione, di un processo naturale.

Il mercurio unito al piombo si trasforma spontaneamente in cinabro naturale in quattromilatrecentoventi anni, ma lo stesso risultato può essere alchemicamente ottenuto in un anno attraverso innumerevoli fasi cicliche di distillazione, l'ultima delle quali assicurerebbe l'immortalità.

Alle operazioni concrete si sovrapponevano operazioni simboliche, e partecipazione rituale dell'alchimista al punto che spesso non era necessario assumere la sostanza distillata al fine della trasformazione interiore; la complessità, la pericolosità e il carattere iniziatico richiedevano la guida di un maestro.

Gradualmente comunque gli aspetti interiori e rituali prevalsero sulle pratiche di laboratorio e già nei testi Tang è difficile distinguere se si tratti di alchimia operativa o di alchimia interiore (dall'XI secolo le sostanze alchemiche vennero assimilate ai soffi del cosmo nel corpo).

In epoca Tang, dove il taoismo entrò ufficialmente a corte, compare una nuova tendenza all'interiorizzazione, il neiguan ("contemplazione interiore") che si rifà al breve trattato Neiguanjing e non mira ai voli estatici nei cieli taoisti ma alla meditazione silenziosa e senza immagini, per unire l'adepto al dao.

Questa corrente evolverà alla fine della dinastia nell'originale formulazione dell'alchimia interiore (*neidan* 内丹, "cinabro interno").

Il *neidan* si sviluppa soprattutto a partire dai Song e continua sino ai giorni nostri; originariamente non aveva un termine specifico che la caratterizzava, ma poi si definì in antitesi a *waidan* 外丹, "cinabro esterno", appunto il minerale dell'alchimia di laboratorio.[13]

Il *neidan* si distingue dalle tecniche ginniche e respiratorie influenzate dal taoismo, introducendo un elemento speculativo mutuato dal buddismo che si integrerà alle sue pratiche fisiologiche: l'educazione mentale.

Nello sviluppo del *neidan* vennero assimilati elementi delle diverse discipline e scuole taoiste, metodi buddisti e testi confuciani; grande importanza riveste l'interpretazione dell'*Yijing* 易经, ed il riferimento simbolico alle pratiche chimiche onnipresente nei testi.

Nell'antico testo *Baobuzi* 抱朴子, completato da Ge Hong 戈洪 nel 317 d.C. e considerato il testo di alchimia più importante della Cina, si distinguono tre gradi di immortale: quelli che hanno praticato la liberazione dal cadavere e che alla morte lasciano il loro il loro corpo (*shenxian* 身仙), appartengono al livello più basso, in quanto solo dopo la morte riescono a purificare il corpo, mentre durante la vita non sono riusciti a sublimarlo completamente da potersi sollevare in Cielo con esso; gli "immortali terrestri" (*dixian* 地仙), i quali hanno un corpo che non è in grado d'innalzarsi al Cielo, ma che può spaziare liberamente nei paradisi terrestri; gli "immortali celesti" (*tianxian* 天仙) che si innalzano col loro corpo, prendendo il volo in pieno giorno.[14]

Dalle biografie pervenuteci nel corso della storia si può notare che vi sono tanti metodi per realizzare l'immortalità quanti i personaggi che li hanno utilizzati, l'essenza di essi sfugge ad ogni dogma, dottrina o sistematizzazione; gli immortali sono inafferrabili e non sono paragonabili agli dei del culto pubblico.

Cò nonostante si cercherà di dare una trattazione di massima del percorso alchemico in quanto vi è un'ossatura di base nella fisiologia delle essenze che rientra nel sistema di corrispondenze taoista.

Le tre tappe fondamentali del processo alchemico sono: il raffinamento di *jing* in *qi*; il raffinamento di *qi* in *shen*; ed il rientro di *shen* nel Grande Vuoto del *dao* da cui sono emanate tutte le manifestazioni.[15]

Intendendo il flusso ordinario di ogni fenomeno come passaggio nel tempo da una apparizione, ad uno sviluppo, deperimento, e scomparsa, il raffinamento interiore volge a invertire il processo naturale nel "cielo posteriore" (*houtian* 后天, stato successivo alla creazione dell'universo, soggetto al corso del tempo, postatale), per tornare allo stato antecedente alla creazione e alla nascita (*xiantian* 先天, "cielo anteriore", embrionale, prenatale), quindi all'immortalità.

In questo senso si intende il "movimento all'inverso" (*ni* 逆): "l'inversione è il movimento del *dao*" (*Laozi*, cap. 40)[16].

Il primo termine dell'inversione è la prima tappa in cui è necessario cambiare la direzione dei soffi che scorrono lungo la colonna vertebrale.

Questa fase è la sublimazione dell'essenza *jing* in *qi*; esistono due tipi fondamentali di *jing*, entrambe conservate nei reni: quella prenatale ereditata dai genitori e quella postatale ricavata dagli alimenti.

La prima fase corrisponde alla presa di coscienza iniziale della qualità di *yang* eterno, che in alcuni testi viene situato nel "campo di cinabro" (*dantian* 丹田) inferiore, in altri viene considerato non localizzabile e trascendente.

E' importante rilevare, a testimonianza della natura non meccanicistica di queste pratiche, che pure il *dantian,* secondo i maestri taoisti, non corrisponde a nessun punto preciso, e deve essere trovato da ciascuno con la pratica.[17]

Il campo di cinabro inferiore è generalmente localizzato sotto l'ombelico, e a seconda dei testi e delle epoche, è situato a due pollici e quattro decimi, o a tre pollici, fino ai Song, o a un pollice e tre decimi nei testi Qing, per citare alcune varianti principali; è la sede dell'embrione dell'immortalità che nasce attraverso la "piccola circolazione celeste" (*xiaozhoutian* 小周天), il circuito che inverte la circolazione dell'essenza, realizzando la prima tappa, nel "canale di controllo" (*dumai* 督脉) e nel "canale di funzione" (*remai* 任脉) che attraversano posteriormente e anteriormente la linea mediana del tronco, e sono in contatto col campo di cinabro.

La "piccola circolazione" infatti è il primo circuito energetico che si instaura nell'embrione dell'essere umano dopo il concepimento.

L'attivazione del *dantian* viene chiamata "mettere il fuoco sotto l'acqua" o "accendere il fuoco" e consiste nell'utilizzare il pensiero per raccogliere l'energia del corpo nel ventre (chiamato appunto "fornace") dopo averlo riequilibrato attraverso il rilassamento, la postura, e i movimenti che variano a seconda del metodo.

Il riequilibrio del corpo, il riequilibrio del *jing* ed il suo accumulo nel *dantian,* che viene così attivato, sono una fase precedente alla piccola circolazione celeste che trasforma il *jing* in *qi*.

Dopo l'attivazione del *dantian* i punti cruciali che l'energia accumulata deve attraversare per compiere il percorso sono detti i "tre passi" (*sanguan* 三关), ed il loro nome e localizzazione furono uniformati a partire dai Song.

Il primo passo è quello "caudale", il *weiluguan* 尾, e corrisponde al punto *weilu* (agopunto *changqiang* 长强, *dumai* 1), sito tra l'ano e il coccige; il secondo è il "passo che rinserra la spina dorsale", *jiajiguan* 夹脊关, situato tra la sesta e la settima vertebra dorsale (agopunto *lingtai* 灵台, *dumai* 10), e collegato ai due punti simmetrici a tre pollici dalla quarta vertebra toracica (agopunti *gaohuang* 膏肓, meridiano vescica 43), essendo questo un passo doppio costituito da due "argani" che farebbero salire i fluidi verso l'alto.

Il terzo passo, *yuzhenguan* 玉枕关 ("passo del cuscino di giada"), è costituito da due punti a livello dell'occipite (agopunti *yuzhen*, meridiano vescica 9) a un pollice e tre decimi a lato dell'agopunto numero 17 di *dumai, naohu* 脑户, cui sono collegati.

Questo anello corrisponde alchemicamente alla rotazione della luna intorno alla terra, e in alcuni testi è chiamato unione di *kan* 坎 e *li* 离, cioè unione e scambio fra "l'acqua" dei reni e il "fuoco" del cuore, secondo le Cinque Fasi (o estrazione del fuoco, *yang*, dai reni, l'acqua, *yin*, dal cuore, un altro termine dell'inversione); questa fase viene completata in cento giorni.

Si dice che dopo aver praticato la piccola circolazione celeste per cento giorni, il *jing* continua a trasformarsi in *qi* e non si osservano più perdite di essenza.[18]

L'essenza sessuale non è più concentrata nei genitali, si trova al centro del corpo da cui può irradiare in ogni parte. Dopo la fase preliminare di riordino comincia a manifestarsi l'unione che consente di non disperdere ma di concentrare, trasformare, preparando la nascita dell'embrione, secondo il processo ciclico di accumulo, del *gong*.

La seconda tappa è la trasformazione del *qi* in *shen* (anch'esso diviso in prenatale e postatale), che si realizza generalmente attraverso la "grande circolazione celeste" (*dazhoutian* 大周天), ovvero la circolazione del soffio all'interno dei canali in tutto il corpo.

Questa fase, descritta in molti modi diversi, è la realizzazione di ciò che è stato scoperto nel corso della prima tappa; si passa dalla presa di coscienza della qualità di *yang* eterno presente nell'uomo alla "trasformazione in *yang*".[19]

Il centro di questa trasformazione (che corrisponde alla rotazione della terra attorno al sole) è il campo di cinabro mediano, situato, come si legge nel *Baobuzi*, sotto il cuore; anch'esso ha molte e nessuna localizzazione, ma generalmente è indicato come una zona collegata all'agopunto *shanzhong* 膻中, sito fra i capezzoli, lungo *renmai* (n°17).

Nel corso della seconda tappa continua la rivoluzione del soffio e dell'essenza nei due canali di controllo e funzione, e infatti in alcune scuole la piccola rivoluzione celeste viene fatta rientrare nei metodi di raffinazione appartenenti alla seconda tappa.

Nel campo di cinabro mediano viene completato l'embrione immortale nel corso di dieci mesi di raffinazione continua, numero simbolico, in quanto l'embrione deve essere trattenuto fino a quando non vi è più alcuna particella di oscurità e neppure la minima traccia di distrazione.[20]

Quando l'energia spirituale (*shen*) e il *qi* si uniscono nel corpo, il *qi* del Cielo, il *qi* della Terra, e il *qi* dell'uomo o *qi* del campo di cinabro, formano una grande sfera da cui il nome dato, a questo stadio, di grande circolazione celeste.

L'ultima tappa è la sublimazione di *shen* nella sua sua forma *yang*, affinché l'embrione, portato nel campo di cinabro superiore (tra le sopracciglia e all'interno, punto *yintang* 印堂) possa uscire dalla "porta del cielo" (il sincipite, o sommità del capo, punto *xinhui* 囟会, *dumai* 22) per riunirsi al *dao*. Nel campo superiore è necessario continuare a nutrire e raffinare *jing, qi, shen* per "covare" l'embrione e trasformarlo in "vuoto" (*xu* 虚).

Questo processo alchemicamente chiamato "allattare il neonato" dura tre anni in cui l'embrione viene trasformato completamente in energia spirituale *yang*; esso tenderebbe ad uscire dal sincipite, ma non essendo abbastanza forte e completo va ricondotto all'interno per non disperdere tutto ciò che si è accumulato e non ancora sublimato nella regressione ultima.

La trasformazione completa di *shen* in *yangshen* 阳神 permette di congiungersi allo *yin* puro ed eterno attraverso l'inversione dall'agire al non agire, all'immobilità assoluta, al *dao*; in sostanza la sublimazione estrema compiuta volontariamente (*yang*) dall'uomo provoca naturalmente, senza azione, il riassorbimento da parte dello *yin* estremo nel *dao*. Questa è l'Inversione, dove si abbandonano tutti gli strumenti, le distinzioni, i metodi, tutto.

Nel testo "la Trasmissione del Dao a Lu Dongpin", del maestro taoista Chuan Zhongli, si dice: "all'inizio, per costruire le fondamenta e creare la base, si deve continuamente progredire, e a questo stadio la meditazione è utile. Ma quando ci si dedica al *dao*, si deve continuamente abbandonare per entrare nel mondo in cui non vi è né vista né occhio, e così eliminare interamente la visione interiore".[21]

Le tre tappe, caratterizzanti il *neidan*, possono così essere sintetizzate: la prima, *lianjing huaqi* 练精化气, "raffinare le essenze riproduttive per trasformarle in soffio vitale"; la seconda, *lianqi huashen* 练气化神, "raffinare il soffio vitale per trasformarlo in spirito"; la terza, *lianshen huanxu* 练神还虚, "raffinare lo spirito per riportarlo al vuoto", che culmina con *lianxu hedao* 练虚合道, "raffinare il vuoto per amalgamarsi con il *dao*". Tutte le pratiche taoiste comprendono i "tre stadi" (*san ceng* 三层) e li realizzano in "9 passi" (*jiu bu* 九步)[22], ma fornito questo quadro sintetico è doveroso dire che molti autori antichi, quali Li Daochun, considerano le tre tappe, o i tre stadi, soltanto come delle distinzioni fittizie a scopo didattico, schematizzazioni "esterne" costruite su una visione lineare del tempo e dello spazio; se viste invece dall' "interno" della pratica e dell'interazione tra l'individuo e i soffi assumono un'altra dimensione.

In questa prospettiva infatti *jing, qi e shen* sono un unico elemento indissolubile che trascende la semplice distinzione qualitativa e funzionale dei suoi costituenti.

Il maestro Liu Yiming, a tal proposito, disse: "in realtà l'elisir (*dan*) è unico, è quando lo si considera in maniera distinta [localizzandolo nei tre campi, che si parla di 3 elisir]..."[23].

I centri di trasformazione e i relativi soffi via via che si progredisce vengono   superati e sublimati, nel senso di venire integrati in stati più sottili appartenenti al livello successivo, e quindi "dimenticati", fino al punto in cui ogni cosa è integrata al *dao*, dove cessa ogni distinzione[24].

L' Opera Alchemica consiste nel mettere ordine nel Caos ricreando ritualmente il mondo con dei punti di riferimento, che poi vengono dinamizzati, raffinati, e rimescolati ogni volta sino al punto di scoprire, di intuire, la funzione provvisoria della prassi e delle norme, per "saltare nel vuoto".

I seguaci del *neidan* sono contemporaneamente spontaneisti e gradualisti, nel senso che attraverso la pratica lunga, rigorosa e ripetitiva dell'alchimia essi ricercavano l'apertura folgorante dell'istante, vista come un "passaggio oscuro" (*xuanguan* 玄关), simile ai *sanguan* come natura ed esperienza, ma non riferibile a nessun luogo, e trasmissibile solo dalla presenza di un maestro.

Il taoismo dal XVI secolo, a causa dell'influsso occidentale, subì un progressivo ma inesorabile declino.

La crisi della dinastia Ming, l'alleanza tra i burocrati confuciani e i missionari gesuiti contro il potere locale legittimato dalla religione taoista, prepararono l'avvento della dinastia Qing, ancor più avversa alla religione.

In seguito l'alleanza tra letterati e cristianesimo continuò, soffocando le successive rivolte contro la dinastia mancese (i Taiping distrussero moltissimi santuari taoisti), aborrendo il taoismo e dimenticando la letteratura religiosa al punto che il Canone taoista, all'inizio del XX secolo, sopravvisse in un solo esemplare completo.

Nell'epoca moderna anche i vari movimenti riformatori avversarono la religione distruggendo templi e opere.

Con l'avvento del comunismo alcuni templi furono considerati monumenti storici mentre molti altri vennero distrutti, abbandonati o adibiti a edifici pubblici; tutti i culti, rituali e feste furono banditi.

Oggi il taoismo e la religione popolare sono esclusi dalla libertà di culto (reintrodotta nel 1982), garantita dalla costituzione cinese, ma ciò nonostante sono tollerati, controllati e limitati a una forma di folklore che, per l'umore della popolazione, sarebbe molto pericoloso bandire.

Lo studioso Daniel L.Overmyer osserva che la politica anti-religiosa del governo attuale ha più elementi in comune con lo schema tradizionale del pensiero cinese che con l'ateismo marxista.[25]

Nel corso della storia vi sono state molte persecuzioni, ma il taoismo ha continuato a esistere e a estendere la propria influenza, diretta o indiretta, su tutte le espressioni del popolo cinese.

太
极
拳
Il Taijiquan

CAPITOLO 2

太极拳

IL *TAIJIQUAN*:
CENNI STORICI ED EVOLUZIONE
DALLE ORIGINI AI GIORNI NOSTRI

Il termine cinese che si traduce con "marziale" è *wu* 武. Questo ideogramma è composto da *zhi* 止, che significa "fermare", "interrompere", e *ge* 戈, che signfica "lancia", "dardo" (per estensione indica le armi in generale); il significato originario di arti marziali era quindi "interrompere l'uso delle armi".

Wushu 武术 significa "tecniche marziali", create per porre fine ad un conflitto anzichè provocarlo, con evidente significato difensivo.

Le arti marziali cinesi appartengono al *gongfu* e generalmente vengono indicate con questo termine, intendendole soltanto come tecniche di combattimento. In realtà si è visto, nel precedente capitolo, che *gongfu* significa azione meritoria, abilità inerente il processo di raffinazione dei soffi, acquisita attraverso un'azione ciclica nel tempo.

Qualsiasi attività che richieda un grande impiego di tempo e uno sforzo costante per realizzarla viene detta *gongfu*, in ogni campo dell'attività umana, dall'arte all'opera dell'artigiano, dal combattimento alle pratiche del "nutrire il principio vitale" (*yangshen*).

Sin dall'antichità in Cina furono creati probabilmente più di cinquemila stili di combattimento, e le continue prove e sperimentazioni sul campo di battaglia portarono alla scomparsa dei sistemi meno efficaci, in favore di quelli che sopravvissero adattandosi al mutare dei fattori e dei confronti. Secondo recenti rapporti del governo cinese esisterebbero tuttora più di mille stili marziali praticati in Cina, ciascuno con la propria storia ed evoluzione.[26]

Dal momento che la maggior parte degli antichi artisti marziali era illetterata, le vicende di ciascuna scuola vennero trasmesse quasi sempre oralmente assumendo, generazione dopo generazione, le sembianze della leggenda.

Infatti soltanto alcuni stili come il *taijiquan*, lo *Shaolinquan*[27] 少林拳, ed altri adottati dai vari eserciti furono registrati in documenti, anche se con dubbia accuratezza storica.

L'origine delle arti marziali cinesi affonda nella notte dei tempi quando l'uomo, nella lotta per la sopravvivenza, per difendersi dagli animali e negli scontri tribali trasmise la propria esperienza di generazione in generazione, conformandosi allo sviluppo della fabbricazione delle armi.

La maggior parte degli stili ispirò i propri movimenti e strategie alle tecniche di combattimento degli animali quali tigre, leopardo, scimmia, orso, serpente, uccelli e persino insetti, come la mantide religiosa.

La ragione di ciò risiede nel fatto che ogni specie ha avuto una lunghissima evoluzione, che ha portato ad una estrema specializzazione alcune peculiari caratteristiche, funzionali alla sopravvivenza nel proprio ambiente.

Ciascun animale è quindi un naturale modello di un particolare istinto e spirito combattivo, che ha sempre influenzato l'uomo e le sue capacità di osservazione e apprendimento.

Le tecniche marziali ed i relativi metodi di addestramento potevano decretare la vittoria o sconfitta in battaglia, la vita o la morte, pertanto la maggior parte di esse era considerata altamente segreta.

Anticamente, sino all'utilizzo di massa delle armi da fuoco, era così importante proteggere la segretezza di uno stile che il maestro uccideva l'allievo quando questi rivelava ciò che gli era insegnato, allo stesso modo in cui i governi moderni proteggono le proprie tecnologie e strategie militari a difesa della sicurezza nazionale.

Per questa ragione il numero di tecniche marziali cinesi che si diffuse in altre regioni o nazioni fu molto limitato, e quando uno sconosciuto si recava da un maestro, soltanto dopo molti anni di prove ed umiliazioni otteneva la sua fiducia iniziando il vero apprendimento.

Spesso l'allievo non meritevole riceveva a sua insaputa solamente un insegnamento superficiale e fuorviante, venendo poi allontanato con l'illusione di aver completato lo studio e poter continuare autonomamente.

Quindi la diffusione di un'arte marziale si è sempre limitata ad aspetti superficiali mantenendo nascosta la sua profonda essenza, specialmente riguardo allo sviluppo interno del *qi* e del segreto di come applicarlo al combattimento.

Ma dobbiamo rilevare un'altra ragione della segretezza e della difficoltà di divulgazione di massa dell'essenza delle arti di combattimento, cioè il carattere iniziatico delle stesse, derivato dal taoismo.

L'origine delle pratiche marziali risiede nei gruppi iniziatici costituiti per classi d'età nelle comunità locali; indubbiamente l'elaborazione di sistemi di combattimento ha una ragione difensiva ed un significato formativo indispensabile per i giovani, ma all'interno della società cinese permeata dalla cosmologia taoista , regolata dal rituale, e influenzata dallo sciamanesimo, il passaggio dall'adolescenza all'età adulta ha un carattere sacro. A sedici anni i giovani vengono iniziati dal maestro taoista (di solito un "testa rossa") ai miti, alla cosmologia, alle tecniche psicofisiche, alla trance, compiendo un tirocinio di diversi mesi nel tempio del villaggio.

Parte importante della loro formazione è la pratica delle arti marziali, ma in questo contesto l'insegnamento non è fisico-tecnico come si può immaginare, bensì l'addestramento al combattimento si inquadra nell'ambito dell'azione rituale. I giovani *boxer* (nel senso di praticanti di arti marziali) dovranno sorreggere il palanchino del santo nelle processioni, sfileranno e si esibiranno nei combattimenti in formazioni corrispondenti ai simboli cosmici, e in stato di trance verranno investiti della potenza divina, dando prova del loro valore.

La loro abilità, *gong* , in quanto viene esercitata in corrispondenza col cosmo ed in favore della comunità, trascende la nozione comune di forza, di scontro e di conseguenza, di metodo; queste pratiche appartengono ad un contesto tradizionale e speciale, dove ogni elemento concorre all'integrazione dell'individuo nel *dao* e all'utilizzo propizio delle forze della natura, ma il crollo graduale della società feudale cominciato dalla fine della dinastia Ming sovvertì gli equilibri sociali, rendendo difficile un'analisi dettagliata dell'evoluzione di un singolo fenomeno in una data area.

Alcuni gruppi di *boxer* si costituirono in associazioni clandestine o si affiliarono a società segrete esistenti per combattere la dinastia straniera dei Qing e riportare l'equilibrio originario; altri gruppi si schierarono a favore del potere costituito in cambio di autonomia locale e potere. La storia nota del *taijiquan* comincia in questo periodo turbolento e confuso e sarà influenzata dai cambiamenti sociali in atto.

L'analisi storica sarà corredata, per le questioni controverse, dalle risultanze delle interviste fatte a noti esponenti degli stili *Chen* 陈 e *Yang* 杨, dei quali introduciamo ora alcune note biografiche, relative al loro percorso di studio nelle arti marziali.

I MAESTRI INTERVISTATI

Maestro Feng Zhiqiang 冯志强

Nasce nella contea Shulu, provincia dell'Hebei, nel 1928. All'età di 8 anni apprende da un parente lo *Shaolinquan*; a 12 anni si trasferisce a Pechino e lì studia per 4 anni il *tongbiquan*[28] 通臂拳 ; a 20 anni comincia a studiare *neijiquan*[29] 内家拳 con il famoso maestro Hu Yaozhen, esperto di *liuhe xinyiquan*[30] 六合心意拳. Nel 1950 diviene allievo di un altro famoso maestro della capitale, Chen Fake 陈发科, studiando *Chenshi taijiquan* 陈式太极拳 fino alla morte dello stesso nel 1957; il maestro Feng fu il migliore allievo di Chen Fake per il *tuishou* 推手[31]. Dopo la Rivoluzione Culturale è stato invitato più volte al villaggio di Chenjiagou per insegnare *taijiquan* ai discendenti della XIX generazione della famiglia Chen. Nel 1983 viene fondata l' "Associazione per la ricerca sul *taijiquan* stile *Chen* di Pechino" (*Beijing Chenshi taijiquan yanjiuhui* 北京陈式太极拳研究会), e il maestro Feng ne diviene presidente. Dal 1984 si reca all'estero ad insegnare *taijiquan* in molte nazioni. Ha sintetizzato la sua esperienza nello *xinyiquan* e *taijiquan* creando il suo personale metodo: *Chenshi xinyi hunyuan taijiquan* 陈式心意混元太极拳.

Maestro Fu Shengyuan 傅声远

Nasce nel 1930 nello Yongnian, Hebei. All'età di 9 anni raggiunge il padre Fu Zhongwen 傅钟文 (nipote e discepolo di Yang Chengfu) a Shanghai, e comincia a studiare *taijiquan*. A circa 20 anni comincia ad assistere il padre nell'insegnamento e negli anni '60 insegna *taijiquan* alla famosa *Shanghai Jingwu tiyuhui* 上海精武体育会 ("Associazione sportiva Jingwu di Shanghai"), e alla *Tongji daxue* 同济大学 ("Università Tongji"). Nel 1986 si trasferisce in Australia dove fonda la *Yongnian Yangshi taijiquanshe* 永年杨式太极拳社 ("Società del *taijiquan* stile *Yang* dello Yongnian") – di cui è presidente - associazione internazionale che promuove il metodo del padre nel mondo. Il figlio Fu Qingquan 傅清泉, nato nel 1971, è il suo erede ed è già un rinomato insegnante.

Maestro Ge Yun Qing 戈云青

Nasce a Wuxi, nel Jiangsu, nel 1933, e vive a Shanghai; comincia a 7 anni la pratica dello *Shaolinquan* con lo zio. Nel 1955 studia lo stile *Sun* 孙 di *taijiquan* con un allievo di Sun Lutang 孙禄堂, il maestro Tong Zhiyao 童志尧; successivamente studierà con un altro allievo di Sun Lutang, il maestro Wang Xikui 王禧奎, con cui studierà pure *xingyiquan*[32] 形意拳. Nel 1957 studia lo stile *Wu* 吴 di *taijiquan* col nipote di Wu Jianquan 吴鉴泉, il maestro Wu Yaozong 吴耀宗, e con l'allievo più anziano del fondatore, il maestro Zhang Daquan 张达泉. Nel 1969 studia *xiliangzhang*[33] 西凉掌 col maestro Xue Zhifa 薛志法. Nel 1970 studia lo stile *Yang* di *taijiquan* con il maestro Gu liuxin 顾留馨, allievo di Yang Chengfu 杨澄甫 e di Chen Fake, e con il maestro Zhou Zhilong 周之龙, direttore del *Shanghai wushuguan* 上海武术馆. Nel 1975 studia *Chenshi taijiquan* sempre con il maestro Gu Liuxin. Nel 1976 incontra il maestro Hao Shaoru 郝少如, con cui studia lo stile Wu 武. Gli stili che il maestro Ge predilige sono: *Chenshi taijiquan*; lo *liuhe xinyiquan*, studiato con i maestri Sha Shaofu 砂少甫 e Tang Yuozhi 唐友志; e soprattutto il *Wudang Songxi neijiaquan*[34] 武当松溪内家拳, studiato con il maestro Chen Jikang 陈季康. Il maestro Ge ha insegnato per 7 anni allo *Shanghai tiyugong* 上海体育宫, e ha tenuto lezioni pubbliche in alcuni parchi sino al 2003.

Maestro Wang Zhixiang 王志祥

Nasce a Shanghai. È medico tradizionale con specializzazione in *tuina* 推拿 (massaggio cinese), ed è inoltre un noto calligrafo. Comincia la pratica del *taijiquan* stile *Yang* col maestro Dong Bin 董斌 di Shanghai (allievo dei maestri Dong Shizuo 董世祚 e Yue Huanzhi 乐幻之, entrambi allievi di Dong Yingjie[35] 董英杰), che gli insegna le basi dell'arte marziale, e poi diventa discepolo del maestro Wang Zhuanghong 王奖弘, di Hong Kong (allievo del maestro Dong Yingjie e Chu Guiting 褚桂亭, con quest'ultimo studiò anche *xinyiquan*), calligrafo, letterato, artista e maestro di *taijiquan* e *qigong*. Il maestro Wang è esperto di *Yangshi taijiquan*, *qigong* e *xinyiquan* e negli ultimi anni ha cominciato a divulgare queste arti anche in Europa.

Maestro Yan Guangzhong 严光忠

Nasce a Shanghai nel 1938. Inizia la pratica del *taijiquan* stile *Yang* con il maestro Gao Zhongzhi 高忠志 che gli trasmette la forma antica (*laojia* 老架) insegnata dal maestro Dong Yingjie al maestro Dong Shizuo, di cui il maestro Gao fu allievo. Nel 1960 diventa allievo del maestro Zhang Yu 张玉, che insegna presso lo *Shanghai tiyugong*, e pratica la forma "classica" sistematizzata in tarda età da Yang Chengfu. Nel 1965 si stacca dal maestro Zhang Yu e riceve privatamente gli insegnamenti del maestro Qi Ruyi 戚如意, allievo di Dong Yingjie e Yang Chengfu, compagno di pratica di Dong Shizuo, che trasmette la propria interpretazione della *laojia*.
Successivamente il maestro Yan incontra il maestro di *xingyiquan* Hao Zhanru 郝湛如 e ne diviene allievo.
Attualmente il maestro Yan insegna un metodo combinato in cui integra il *taijiquan* stile *Yang* con lo *xingyiquan*.

Maestro Zhang Yongchang 张永昌

Nasce nel 1943 a Shanghai, inizia la pratica delle arti marziali (*Shaolinquan, bajiquan*[36] 八极拳) presso l'Accademia Militare Aeronautica Cinese a Qingdao nello Shandong, che frequenta dal 1960 al 1965; al suo ritorno pratica *Yangshi taijiquan* 杨式太极拳 presso lo *Shanghai wushuguan*, per poi decidere di intraprendere nel 1968 la pratica del *Chenshi taijiquan* (*xinjia* 新架) con il maestro Wu Benhong 吴本鸿, allievo del maestro Chen Zhaokui 陈照奎; dopo alcuni anni diventa suo assistente e al suo ritiro gli succede nell'insegnamento pubblico.

Partecipa a numerose gare organizzate dall'"Associazione di ricerca sul *taijiquan* stile *Chen* di Shanghai" (*Shanghai Chenshi taijiquan yanjiuhui* 上海陈式太极拳研究会), ottenendo più volte il primo posto nella forma, *taolu* 套路, e diventando capitano della squadra dimostrativa.

Pratica *qigong* taoista e dal 1989 frequenta i corsi di specializzazione dell' "Associazione di ricerca sul *qigong* di Shanghai" (*Shanghaishi qigong yanjiusuo* 上海市气功研究所), dove vengono organizzati gruppi di studio sulla teoria del *qigong* antico, sui principi della medicina tradizionale cinese applicata al *qigong* e sull'anatomia umana; si diploma insegnante di *qigong* presso la stessa associazione ed insegna al suo interno. Nel 1997 si ritira dall'insegnamento pubblico.

Maestro Zhou Weijun 周维钧

Nasce a Shanghai nel 1931. Inizia la pratica del *Chenshi taijiquan* nel 1967, con i maestri Zhang Caigen 张才根 e Du Wencai 都文才, entrambi allievi "interni"[37] del maestro Chen Zhaokui; il maestro Chen, recandosi periodicamente a Shanghai per tenere lezioni pubbliche di *taijiquan*, risiedeva nell'abitazione del maestro Zhang, trasmettendo a lui e al maestro Du gli insegnamenti riservati ai discepoli interni al nucleo familiare. Il maestro Zhou insegna tuttora presso il parco Huangpu di Shanghai .

I PROGENITORI DEL TAIJIQUAN

L'arte marziale comunemente definita *taijiquan* ebbe una lenta evoluzione arricchita dalle esperienze e dal genio dei maestri che la praticarono. Ciò è nella natura fluida e dinamica dei principi cui si ispira, principi profondi legati all'esperienza inesplicabile del *dao,* nascosti nelle miriadi di forme, tecniche e metodi che la storia ha prodotto per incarnare il cammino dei saggi.

Il costante fenomeno nella storia cinese di legittimare l'autorità di un maestro attraverso origini divine o antenati illustri, sposta l'attenzione dalla natura personale dell'interpretazione dell'arte, all'esigenza di dare carattere esclusivo al proprio metodo ricorrendo a radici storiche od origini mitiche.

Il carattere orale della trasmissione, la generale estraneità alle élite intellettuali e la segretezza dei metodi sviluppati hanno favorito la nascita di leggende, a scapito dell'oggettività di dati storici.

La recente scomparsa dell'alone di segretezza dovuta al radicale mutamento dei teatri bellici (in seguito all'impiego delle armi da fuoco) ha portato alla diffusione di massa di queste arti e ad un confronto fra scuole sempre meno fisico e diretto, ma sempre più in termini di immagine e popolarità.

Non sorprende quindi che oggi più che in passato i rappresentanti dei vari stili si scontrino sulla superiorità e unicità del proprio insegnamento, rifacendosi alle leggende tradizionali o ricostruendo elementi storici frammentari (talvolta manipolandoli) per contraddire versioni consolidate e avverse.

Taijiquan letteralmente significa "*boxe* (o metodo di combattimento) della Suprema Unità" e si riferisce ad una disciplina che si ispira al principio descritto nel capitolo precedente, il *taiji*.

Il criterio essenziale con cui si accomunano pratiche diverse riconducendole al *taijiquan* è il lavoro interno sul soffio associato al principio *taiji* del bilanciamento *yinyang*, ai trigrammi dell'*Yijing* ed alla teoria dei *wuxing* 五行, condensati in un metodo di combattimento[38]; già in questa struttura teorica generale è evidente il legame con l'alchimia taoista, che caratterizza tutte le "arti marziali della scuola interna", *neijiaquan*.

Esse si distinguono, in linea teorica, dalle "arti marziali della scuola esterna" (*waijiaquan* 外家拳), originarie del tempio di Shaolin, situato nelle montagne dello Songshan, provincia dello Henan, e fondato nella dinastia degli Wei attorno al 496 d.C.; questo è il centro del buddismo *Chan* 禅 e delle pratiche marziali di matrice buddista riconducibili a Damo 达摩 (Bodhidarma), che giunse a Shaolin dall'India nel 527 ed in seguito elaborò degli esercizi per stimolare e rinvigorire il *qi* nel corpo dei monaci, stremati dalla meditazione statica.

Ad esso vengono tradizionalmente attribuiti 3 famosi testi classici: il "Trattato sul Cambiamento dei Tendini" (*Yijinjing* 易筋经), il "Trattato sul Lavaggio del Cervello" (*Xisuijing* 洗髓经) e "le 18 Mani di Lohan" (*Shibalohanshou* 十八?咯汉?手).

I principi di questi esercizi vennero abbinati a delle tecniche di combattimento, in cui i monaci si specializzarono per proteggere il tempio da attacchi esterni. L'intento di rendere coerente la loro pratica spirituale con l'esercizio fisico e tecniche marziali difensive, permise di evolvere le arti da combattimento ad un livello altissimo, iniziando un processo di sviluppo continuato sino ai giorni nostri.

Il fatto che Damo creò degli esercizi di combattimento resta comunque controverso e compare solamente sul finire della dinastia Qing.[39]

La distinzione tra scuola esterna e scuola interna compare per la prima volta nell'"Epitaffio a Wang Zhengnan" (*Wang Zhengnan fu* 王征南傳), scritto dal letterato anti-manciù Huang Zongxi 黄宗羲 (1610-1695) come iscrizione tombale per la morte di Wang Zhengnan 王征南 (1617-1669), maestro del figlio Huang Baijia 黄百家.

Nell'epitaffio si elogia la scuola interna, risalente ai monti Wudang e all'eremita taoista Zhang Sanfeng 张三丰, che con le sue raffinate tecniche di combattimento basate sui principi della cedevolezza taoisti, si oppone all'aggressiva scuola esterna del monastero di Shaolin.

Sembra però che il messaggio principale contenuto nell'epitaffio fosse l'affermazione della resistenza patriottica cinese, simboleggiata dal riferimento al taoismo, in opposizione al buddismo, associato a Shaolin, religione straniera che simboleggia la dinastia straniera Qing.

Il sentimento anti-manciù di Huang Zongxi è inoltre evidente nel fatto che le date di nascite e morte di Wang Zhengnan sono indicate secondo il calendario tradizionale cinese e non secondo il computo imperiale.

È probabile che Wang Zhengnan fosse non solo un'interprete e custode di un'arte tradizionale autoctona, ma che, in quanto guerriero, avesse pure un ruolo attivo nella lotta contro il potere costituito, al fianco di qualche associazione segreta[40].

In realtà è difficile comprendere il senso di un messaggio in codice, distinguere ciò a cui allude e ciò che vuole occultare, in quanto tanto il buddismo quanto il taoismo furono perseguitati nel corso della dinastia Qing, e alcune società segrete come la Triade, nel desiderio di restaurare la dinastia Ming (favorevole al buddismo), facevano coincidere il proprio mito delle origini con un fatto contemporaneo al periodo in cui l'epitaffio venne scritto.

Alcuni monaci del tempio Shaolin del sud, nel Fujian, durante il regno dell'imperatore Kangxi (1664-1722), aiutarono con successo l'imperatore a scacciare delle tribù straniere che minacciavano i confini settentrionali; rifiutando cariche e onori tornarono al tempio, ma, in quanto dipinti come rivoltosi da due ministri invidiosi della loro fama, vennero perseguitati e il loro tempio distrutto. Si salvarono solo 5 degli 808 monaci, che si allearono con 5 capi ribelli per organizzare una nuova rivolta, scoppiata probabilmente nel 1674, che fallì e fece disperdere i monaci in provincie diverse. Ognuno di essi fondò una delle "5 Prime Logge" (*Qianwufang* 前五房) della Triade, mentre gli altri 5 capi fondarono le "5 Logge Successive" (*Houwufang* 后五房).[41]

È quindi anche possibile che Huang Zongxi, in quel momento storico, attraverso un'allusione polemica, volesse celare l'appartenenza della scuola del maestro Wang Zhengnan alle società segrete che si identificavano con Shaolin.

Dopo l'epitaffio, i manuali di arti marziali cominciarono a indicare il tempio di Shaolin come luogo di nascita della *boxe* cinese in generale, mentre identificarono Zhang Sanfeng come patrono delle arti della scuola interna.

Questa distinzione, apparentemente fittizia, riflette in realtà una differenza reale nel metodo di pratica.

Le arti marziali interne privilegiano il rilassamento, la cedevolezza e la fluidità, come mezzi per lo sviluppo della forza e delle qualità marziali, e inoltre presentano una progressione nel raffinamento del *qi* in accordo ai principi dell'alchimia taoista; le arti esterne invece pongono maggiormente l'accento sullo sviluppo fisico e su un'atteggiamento offensivo per avere un'efficacia più immediata in combattimento, raffinando in seguito la qualità della forza.

Questa resta comunque una distinzione teorica, in quanto vi sono molti sistemi che si collocano a metà tra la scuola interna e quella esterna, e inoltre vige il principio che al vertice ultimo della pratica le finalità delle arti esterne e quelle delle arti interne convergono.

Il maestro Feng Zhiqiang, avendo esperienza sia negli stili esterni che in quelli interni, dice che la differenza principale tra le due scuole consiste nel fatto che la scuola interna enfatizza di gran lunga il rilassamento; inoltre nella scuola esterna si usa la forza fisica per guidare il *qi*, mentre nella scuola interna si usa lo *yi*.

Il maestro Ge Yunqing sostiene che il *neijiaquan,* ponendo maggiormente l'accento sul *neigong* ("lavoro interno"), sviluppa una forza di tipo diverso; inoltre il *neijiaquan* sviluppa un atteggiamento difensivo e ricettivo che permette di cambiare istantaneamente e fluidamente tecnica adattandosi all'intenzione avversaria; il *waijiaquan* è più diretto, d'attacco e il suo obiettivo primario è lo sviluppo di una forza "dura", *gangjing* 刚劲, diversa dal *gangjing* inteso dagli stili interni. Il maestro Wang Zhixiang sostiene che il *gangjing* del *taijiquan* sia *kanbujian de gang* 看不见的刚 ("durezza non visibile"); infatti un'altra caratteristica degli stili interni è *gangrou xiangji* 刚肉相济 ("durezza e morbidezza nello stesso momento").

Nomi antichi dei progenitori degli stili interni erano *rouquan* 柔拳 ("pugilato flessibile"), *mianquan* 绵拳 ("pugilato morbido"), *huaquan* 化拳 ("pugilato neutralizzante") e *changquan* 长拳 ("pugilato lungo"). Proprio *changquan* si chiamava la forma continua di trentasette movimenti dell'eremita Xu Xuanping 许宣平 di epoca Tang (618-907), nato nella provincia del Anhui nel sud-est della Cina e vissuto sul monte Zeyang. Il suo stile si chiamava appunto *sanshiqishi* 三十七式 ("trentasette posture") ed era simile in alcuni movimenti allo stile *Chen* di *taijiquan.* Le sue prodezze erano famose tanto che il grande poeta dei Tang Li Bai si recò in visita da lui ma, non trovandolo, lasciò una poesia vicino alla sua casa.

Un altro maestro Tang, Li Daozi 李道子, che risiedeva sui monti Wudang, creò uno stile chiamato *xiantianquan* 先天拳 che significa "pugilato del cielo anteriore". Secondo la leggenda, questo saggio sarebbe vissuto più di mille anni e divenne un'immortale.[42]

Han Gongyue 韩拱月 della dinastia Liang (907-921) elaborò lo stile *xiaojiutian* 小九天, "i nove piccoli cieli", costituito da quattordici movimenti simili in parte allo stile *Yang* di *taijiquan.*

Hu Jinzi 胡镜子 invece sviluppò lo stile *houtianfa* 后天法 che significa "il metodo del cielo posteriore". Anche questo stile, composto da diciassette posizioni enfatizzanti il movimento del gomito, presenta alcune similitudini con le posture dello stile *Yang* di *taijiquan.*

All'inizio del ventesimo secolo un subalterno di Yuan Shikai di nome Song Shuming 宋书铭 dichiarò di essere in possesso di un'opera, di dubbia autenticità, dove si faceva risalire l'origine del *taijiquan* a Cheng Lingxi 程玲洗 all'epoca delle Sei Dinastie (265-589), attraverso una linea di trasmissione che passava attraverso Han Gongyue, Xu Xuanping, Song Yuanqiao 宋袁桥 ed il suo discendente di XVII generazione Song Shuming.[43]

Nella stessa opera è riportato un altro lignaggio risalente a Li Daozi seguito dalla famiglia Yu 俞 dei Song (960-1279), da Song Yuanqiao e Zhang Songxi; altresì vi è scritto che lo stile delle "tredici posture del *taiji*" sarebbe stato insegnato da Zhang Sanfeng.[44]

ZHANG SANFENG

La leggenda di Zhang Sanfeng come immortale taoista fiorì nel corso della dinastia Ming, dove nel primo periodo il taoismo incontrò il favore imperiale; una delle sue biografie si trova infatti nella "Storia dinastica dei Ming" (*Mingshi*). In essa si riporta che Zhang Sanfeng nacque durante i Jin (1115-1234), e all'inizio degli Yuan studiò il *dao* al palazzo Taiqing del distretto di Lu con lo stesso maestro assieme a Liu Pingzhong; alla fine si precisa comunque che tutto ciò non può essere verificato.

Come abbiamo visto Zhang Sanfeng, conosciuto anche come Zhang Dong o Zhang Zhunbao, compare per la prima volta come maestro di arti marziali e fondatore della scuola interna nell'epitaffio scritto da Huang Zongxi, nella "Raccolta di Nanlei" (*Nanlei wenji* 南雷文集), dove si dice che visse alla fine dei Song, e viene in seguito citato nella biografia del maestro Zhang Songxi nelle "Cronache di Ningbo" (*Ningbo fuzhi* 宁波府志) di Cao Bingren 曹秉仁 (1733).

Nello stesso secolo Li Xixing scrive *Zhang Sanfeng Liezhuan* 张三丰列传 ("Biografia di Zhang Sanfeng").

La leggenda sulla vita di Zhang Sanfeng come maestro taoista fondatore delle arti marziali interne lo vede come figlio di un funzionario governativo di nome Zhang Zhunren in carica presso l'imperatore Taizhong; Zhang Sanfeng nacque il nono giorno del quarto mese lunare del 1247[45]. A dodici anni iniziò a studiare i classici e per le sue abilità diventò un ufficiale governativo. Dopo un periodo di meditazione sul Ge Hong Shan (monte dell'immortale taoista Ge Hong) ed in seguito alla morte dei genitori, si dimise dal suo incarico e tornò al paese natio per donare le sue proprietà ai parenti. Partì quindi per le montagne alla ricerca di un saggio in compagnia di due giovani ragazzi; si fermò al tempio di Shaolin, dove studiò per dieci anni lo *Shaolinquan*, il pugilato del tempio suddiviso in cinque stili: *longquan* 龙拳 ("boxe del drago"), *huquan* 虎拳 ("boxe della tigre"), *baoquan* 豹拳 ("boxe del leopardo"), *shequan* 蛇拳 ("boxe del serpente") e *hequan* 鹤拳 ("boxe della gru"). Ogni stile sviluppava le qualità interiori e l'uso della particolare forza di ciascun animale.

Nel 1314 all'età di sessantasette anni Zhang Sanfeng incontrò un eremita taoista di nome He Long, con cui studiò per quattro anni le tecniche di immortalità.

Un taoista di nome Fung Yuanyi 冯元一 gli insegnò l'agopuntura, e sembra che Zhang fu il primo a trasformarla in una tecnica per colpire i punti vitali associata ai meridiani energetici.

Si recò poi nei monti Wudang, dove rimase per nove anni sino a completare il proprio cammino spirituale.

Ritornò ad errare e dopo molti anni si fermò presso un monte circondato da tre picchi, da cui il nome Zhang Sanfeng, ovvero "Zhang dei tre picchi". Più volte venne fatto cercare dagli imperatori che si succedettero durante la sua lunghissima vita, ma egli non voleva servire il governo e non si fece trovare.

Nel *Mingshi* si riporta che il primo imperatore Ming Taizu, avendo sentito parlare di Zhang Sanfeng, nel 1381 mandò senza successo un delegato a cercarlo.

Anche l'imperatore Chengzu (1404-1423) lo fece cercare per 13 anni , ma sembra che in realtà questa devota ricerca coprisse la necessità di scovare l'imperatore Jianwen, fuggito dopo il colpo di stato perpetrato da Chengzu.

Nel *Qi Xiu Lui Gao* 七修 稿, di Lang Ying 郎瑛, di epoca Ming, si riferisce che Zhang Sanfeng nel 1459 si recò dall'imperatore Yingzong per rendergli omaggio e quest'ultimo gli conferì il titolo di "vero uomo spirituale che ha ottenuto il *dao*".

Secondo la leggenda, se Huang Zongxi avesse ragione, Zhang Sanfeng sarebbe vissuto per oltre duecento anni; è più credibile ritenere che sia vissuto all'inizio della dinastia Ming.[46]

Nel *Ningbo fuzhi* è scritto che Zhang Sanfeng creò ciò che più tardi sarà chiamato *taijiquan* grazie ad un sogno, come accadde per molti altri eremiti o monaci che ricevettero l'essenza della loro dottrina in seguito

all'apparizione di un'entità nel sonno.[47]
Non si tratta di un'invenzione, bensì di una rivelazione dall' "Assoluto" di un modello mitico, di uno schema archetipico, sotto forma di intuizione o sogno che si esprimerà nella dottrina attraverso un personale e graduale metodo.

Un'altra versione narra che Zhang Sanfeng ebbe un'intuizione osservando il combattimento tra un serpente ed una gazza (altre volte sostituita da una gru, un airone, od un passero). Il serpente, attraverso movimenti continui e circolari di tutto il corpo, riusciva sempre ad evitare gli attacchi lineari e secchi del volatile.[48]

L'importanza della morbidezza che prevale sulla rigidità illuminò Zhang Sanfeng; creò così un metodo di combattimento che verrà poi chiamato *Taijiquan*.

LO STILE CHEN

Nelle zone rurali lontane dal controllo del potere centrale, il compromesso tra le esigenze dell'impero e quelle delle famiglie locali, rigidamente organizzate, veniva svolto dal clan, le cui origini risalgono alla decadenza dell'aristocrazia medievale (epoca Song).

Il clan era fondato su basi parentali, era gerarchicamente strutturato, aveva culto, regole, terreni comuni e poteva coincidere con un villaggio, come nel caso dei Chen.

Un ruolo fondamentale nella legittimazione dei legami all'interno del clan aveva la compilazione delle genealogie familiari, che attraverso illustri antenati (reali o presunti tali) ne accrescevano il prestigio.

Coloro che erano privi di famiglia oppure vivevano ai margini della comunità si affiliavano ad aggregazioni illegali, con culti alternativi e regole più egualitarie; raggruppate sotto la definizione di società segrete, condividevano dottrine e pratiche vicine al taoismo (in altri casi vicine al buddismo o sincretiste), ma se ne distaccavano. Spesso in periodi di disagio sociale queste raccoglievano il malcontento popolare diventando centri di organizzazione delle rivolte antigovernative (accogliendo il favore di

gruppi di *boxer*) come quelle contro la nuova dinastia manciù, che inne-
scarono rivalità preesistenti e nuovi scontri per il potere locale.

Nel corso della dinastia Qing, strettamente connesse con l'istituzione del
clan nella tutela dell'ordine sociale erano le milizie territoriali, i *tuanlian*
团练 ("formazioni paramilitari"), costituite essenzialmente di contadini che venivano temporaneamente assoldati dai notabili del luogo per
difendere il territorio dagli attacchi esterni di altri clan, società segrete o
rivolte popolari.

In quanto a livello locale lo stato non era molto presente, le milizie via via
diventarono gli eserciti delle famiglie più potenti, e a confermare la crescente instabilità sociale, già alla fine del XVIII secolo, le milizie in molti
casi diventarono centri di rivolta.

L'organizzazione delle milizie variava da zona a zona, generalmente si ri-
univano in leghe comprendenti vari villaggi ed erano costituite, oltre che
dai comuni abitanti, anche da veri e propri specialisti nel combattimento,
custodi dei metodi di un dato clan o gruppo.

Fiorirono inoltre agenzie private di protezione (*biaoju* 镖局), gestite da
professionisti nelle arti marziali, che fornivano servizi di scorta armata
(*biaoke* 镖客) per i convogli e guardie del corpo (*baobiao* 保镖) per
chiunque ne avesse bisogno.

Anche il governo centrale dei Qing fece ricorso in alcune occasioni a milizie particolarmente efficienti, come nel caso di illustri maestri dei Chen,
che guidarono le loro milizie in spedizioni contro società segrete in varie
parti della Cina.

Il villaggio di Chenjiagou si trova nel distretto di Wen, nella provincia
del Henan, nel Nord della Cina, e fu dimora del clan dei Chen sin dal
quattordicesimo secolo.

Negli anni dal 1930 in poi cominciarono serie ricerche storiche nel campo delle arti marziali; Tang Hao 唐豪 (discepolo di Chen Fake) e Xu
Zhedong 徐哲东 (discepolo di Hao Yueru e Hao Shaoru[49]) furono i più
importanti ricercatori e criticarono aspramente coloro che diffondevano
miti e leggende infondate.

Tang Hao, basandosi sulle genealogie del clan, afferma che fu il discendente della IX generazione dei Chen di nome Chen Wangting 陈王庭 a
creare il *taijiquan*, in virtù della grande esperienza militare rivista alla luce
dello studio solitario del taoismo.[50]

Egli nacque alla fine della dinastia Ming, prestò servizio alla corte imperiale e nel 1618 ricevette incarichi militari nelle province dello Shandong, del Liaodong e dello Zheli combattendo contro le società segrete. Fu nominato comandante delle milizie civili del distretto di Wen nel 1621, domò molte ribellioni ed il banditismo; dopo la caduta della dinastia ritornò al villaggio ritirandosi in solitudine.

Chen Wangting sicuramente nel corso della propria carriera militare apprese tecniche derivanti dal diffusissimo *Shaolinquan*, entrando in contatto con molti guerrieri, maestri in svariati sistemi. Inoltre il tempio di Shaolin si trova nella stessa provincia del villaggio dei Chen ed è probabile che una peculiare forma di *Shaolinquan* fosse retaggio del clan, essendo citata una "*boxe* in 72 posizioni della famiglia Chen" nel *Quanjing* 拳经 ("Trattato di Arti Marziali") di epoca Ming, scritto dal generale Qi Jiguang 戚继光 (1528-1587).[51]

Nel 1558 il generale Qi reclutò 3000 contadini e li sottopose a un severo periodo di addestramento per formare una forza speciale contro i giapponesi e i pirati delle province costiere.

Sperimentò tecniche metodi particolari di allenamento con armi e a mani nude che standardizzò nel suo famoso libro.

L'ultimo capitolo fu riservato alle tecniche senz'armi, specificando che, sebbene non siano utili per il combattimento su larga scala, sono il fondamento di base per tutte le tecniche con armi.

Basandosi su 16 note scuole di *boxe*, il generale Qi sviluppò una forma di 32 posture per allenare i propri uomini; dal testo si può evidenziare che 29 di queste 32 tecniche sono presenti nello stile Chen, ma essendo Chen Wanting vissuto in un'epoca posteriore al trattato, si deduce che probabilmente egli attinse a queste tecniche o alla tradizione ad esse connessa.[52]

Il *paochui* 炮捶 ("colpo di cannone"), forma e stile appartenente allo *Shaolinquan*, ha similitudini con il famoso *paochui* della famiglia Chen conosciuta infatti come *Paochui Chenzia* 炮捶陈家 ("Famiglia Chen del Paochui"). Ciò che insegnava Chen Wangting consisteva in cinque forme più una forma di *paochui*, e una forma *changquan* di 108 posizioni.[53]

La tradizione vuole che un famoso discendente di Chen Wangting, Chen Changxing 陈长兴 (1771-1853, XIV generazione), che faceva parte dei servizi di scorta alle carovane, riorganizzasse il metodo condensando il bagaglio della famiglia in solo due sequenze, la prima delle 5 forme ("prima forma" – *diyilu* 第一路) di Chen Wangting e il *paochui* (conosciuta poi come "seconda forma" – *dierlu* 第二路*).

La prima sequenza dello stile di Chen Changxing è la più antica forma conosciuta di *taijiquan*, dalla quale derivarono poi tutte le altre interpretazioni; questa forma infatti viene chiamata *laojia* 老架("vecchia intelaiatura") o *dajia* 大架 ("grande intelaiatura"), per le posizioni e i movimenti ampi.

In realtà molte informazioni corrispondono a una parziale verità, in quanto certe conoscenze sono state divulgate pubblicamente solo negli ultimi anni, in quanto non esistono più i ruoli sociali tradizionali, e le arti, per sopravvivere, hanno bisogno di trovare nuove forme di comunicazione.

Il maestro Zhou Weijun ci riferisce che i suoi due maestri, Zhang Caigen e Du Wencai, furono gli unici due allievi interni di Chen Zhaokui 陈昭奎 (XVIII generazione), figlio di Chen Fake (XVII generazione), a Shanghai, ed egli trasmise loro il *Chenshi chuantong xilie taoluquan* 陈氏传统系列 套路拳 ("sistema tradizionale di forme di *boxe* del clan Chen"); esso consisterebbe del *diyilu*, del *dierlu*, del *changquan*[54] di 108 posture, del *duanquan* 短拳 ("boxe corta") di 24 posture, forma con sciabola (*taijidao* 太极刀) e con spada (*taijijian* 太极剑). In realtà tradizionalmente esiste anche la forma con la lancia (*taijichang* 太极枪), ma evidentemente non è stata insegnata ai due maestri suddetti, in quanto, durante la Rivoluzione Culturale, il maestro Chen Zhaokui non potè più recarsi fuori Pechino a divulgare il *taijiquan*.

Le forme *changquan* e *duanquan* contengono tecniche diverse rispetto al *diyilu*, al *dierlu*, e a tutti gli altri stili di *taijiquan*, e farebbero supporre un'adattamento ai principi del *taijiquan* di forme preesistenti all'introduzione o creazione dello stesso nella famiglia Chen.

Lo stesso discorso vale per le forme con armi: come sostengono i maestri Feng Zhiqiang, Ge Yunqing e Zhang Yongchang, tradizionalmente esistevano solo tre armi fondamentali, la spada, la sciabola, e la lancia, più il bastone lungo (*ganzi*杆子, "asta") che sostituiva e celava l'allenamento con la lancia. Ma nel bagaglio della famiglia Chen e di esperti anche in altri stili, esistevano altre armi, che vennero poi introdotte nei sistemi di *taijiquan* dei singoli maestri, cercando di adattare il loro uso ai principi del *taijiquan*.

Anche i fratelli Chen Yuben 陈有本 e Chen Youheng 陈有恒, gli altri 2 grandi *boxer* della XIV generazione, modificarono lo stile originario riducendo l'ampiezza delle posizioni e dei movimenti, configurando la "piccola intelaiatura" o "piccola forma" (*xiaojia* 小架) dello stile *Chen*, detta anche "nuova intelaiatura" (*xinjia* 新架).

Il nipote ed allievo di Chen Youben di nome Chen Qingping 陈清平 (1795-1869, studiò anche con Chen Gengyun) ugualmente interpretò gli insegnamenti precedenti dando vita al sottostile *Zhaobao* 赵堡, dal nome del villaggio in cui visse dopo essersi sposato, dove cominciò ad insegnare a persone estranee alla famiglia.

Documenti sul *taijiquan* del villaggio Zhaobao riportano che il responsabile della trasmissione dell'arte fu un certo Jiang Fa 蒋发, nato nel 1574, che all'età di 22 anni si recò nello Shanxi per studiare *taijiquan*; dopo 7 anni ritornò e cominciò ad insegnare ciò che apprese.[55]

Un altro membro dei Chen, Chen Zhongxing 陈仲性 (1809-1871), fu famoso per aver partecipato alla lotta contro i Taiping ed i Nian, società segrete che alimentavano le rivolte popolari contrò la dinastia mancia; inoltre salvò il villaggio Chen da un gruppo di banditi nel 1853. Fu soprannominato *Shenshou* 神手 ("Mani Divine"), ed era noto per allenarsi maneggiando una lancia d'acciaio di 150 Kg. Si allenò assieme al fratello gemello Chen Jisheng 陈济生 (1809-1865) col padre Chen Youheng, e insegnò poi al figlio Chen Pinsan 陈品三 (Chen Xin 陈鑫,1849-1929) che scrisse dal 1908 al 1919 la prima opera sull'arte della famiglia, summa teorica pubblicata nel 1933, *Taijiquan Tushuo* 太极拳图说 ("Discorsi sul Taijiquan"), dove si associa la teoria dell'*Yijing* al *taijiquan* e vengono divulgate numerose informazioni sullo stile antico, in particolare sulla *xiaojia* praticata da Chen Pinsan.[56]

Il ramo dello stile *Chen* che si rifà più da vicino all'antico insegnamento di Chen Changxing passa attraverso illustri interpreti, i cui principali sono:

- Chen Gengyun 陈亘云, XV generazione, figlio di Chen Changxing, guardia di scorta alle carovane nello Shandong, morto all'età di 79 anni [57].
- Chen Yanxi 陈延熙, XVI generazione, figlio di Chen Gengyun, studiò medicina e insegnò per 10 anni *taijiquan* alle guardie del corpo dell'allora governatore dello Shandong, Yuan Shikai (1859-1916), poi presidente della neonata Repubblica Cinese. Chen Yanxi morì a 81 anni; ebbe un allievo di rilievo nello Shandong, chiamato Du Yuze.
- Chen Fake 陈发科(1887-1957), l'ultimo grande maestro di stile *Chen*, XVII generazione, figlio di Chen Yanxi, pronipote di Chen Changxing,

nipote di Chen Pinsan. Sin dall'infanzia si allenò duramente; ogni giorno, per esempio, eseguiva almeno 30 ripetizioni delle prime 2 forme e vibrava 300 colpi su una pesante asta, lunga 4 metri e spessa 15 centimetri. A 20 anni fu campione indiscusso in una gara di combattimento nel capoluogo di distretto e le sue gesta raggiunsero il signore della guerra Han Fuju, che gli propose di diventare capo istruttore di arti marziali. Chen Fake non volle servire un uomo che aveva la fama di essere un tiranno spietato, declinò l'offerta e sconfisse pure tutti gli avversari che Han, indispettito, gli mandò contro. Nel 1928 fu invitato dal nipote Chen Zhaopi ad insegnare a Pechino, in quanto massimo esponente dell'arte di famiglia. Al suo arrivo venne sfidato dai fratelli Li , famosi maestri di arti marziali della capitale, e sconfiggendo il più anziano di essi (gli altri due poi non ebbero il coraggio di attaccarlo) si guadagnò il prestigio di rito. Dopo questo episodio e altri analoghi, furono moltissime le persone che vollero apprendere da lui.

Egli, secondo la sua personale esperienza e grazie ai numerosi confronti con noti esponenti, innovò ulteriormente lo stile, mantenedo comunque la struttura originaria delle forme (stile *xinjia* di Chen Fake, diffuso in tutta la Cina ad opera del figlio); ebbe molti allievi, in particolare: i due figli Chen Zhaoxu e Chen Zhaokui; la figlia Chen Yuxia; Xu Yushen, leader del "Centro per le Arti Marziali di Pechino"; il famoso attore d'opera esperto in *gongfu* Yang Xiaoluo; Bao Qu; Hong Junsheng; Shou Li; e noti artisti marziali come Li Jianhua, Lei Muni, Li Jingwu, Li Zhongyin, Liu Ruizhan, Tian Xiuchen, Tang Hao, Gu Liuxing e Shen Jiazhen (che scrissero dei testi molto importanti per la divulgazione del *taijiquan*) e Feng Zhiqiang (vedi curriculum).

Dopo il 1949 Chen Fake collaborò con il famoso maestro di *xinyiquan* Hu Yaozhen creando la "Società di Arti Marziali della Capitale", con Chen Fake come presidente.

Chen fu conosciuto e stimato non solo per la sua maestria nel *taijiquan* ma anche per le sue grandi qualità morali; si spense a Pechino nel 1957.

- Chen Zhaopi 陈照丕(1893-1972), XVIII generazione, studiò con il padre Chen Dengke, con Chen Yanxi, e con Chen Xin; fu esperto di *laojia*, e si perfezionò con Chen Fake; fu commerciante, farmacista e professore di arti marziali in vari luoghi della Cina; nel 1926 ritornò al villaggio e alla testa di un gruppo di suoi allievi difese Chenjiagou da una banda di banditi. Nel 1928 andò a Pechino a dirigere una farmacia della famiglia e, nello stesso anno, in seguito ad un articolo sul *Beijing wanbao* 北京晚报("Giornale serale di Pechino"), che descriveva il *taijiquan* dei Chen[58], si esibì su un palco allestito alla porta sud della città per 17 giorni di seguito, e lì, secondo il costume dell'epoca, affrontò chiunque lo sfidasse, uscendone sempre vincitore; dopo questo evento, alla richiesta di insegnare *taijiquan* a Pechino, egli indicò Chen Fake come massimo esponente dello stile che invitò per diffondere l'arte nella capitale.

Nel 1930 divenne professore dell' "Istituto Centrale delle Arti Marziali di Nanchino"[59]; nel 1938 partecipò alla resistenza nella guerra sinogiapponese (1937-1945), diventando Comandante nel 1940. Nel 1958 ritornò a Chenjiagou, dove, dopo la partenza di Chen Fake, non veniva più insegnato il *taijiquan*; decise allora di ripristinare la trasmissione di famiglia.
Suoi allievi furono: Chen Chunlei, Chen Kesen, Chen Qingzhou, Chen Shitong, Chen Xiaosong, Chen Xiaowang, Chen Xiaoxing, Chen Zhenglei, Ran Guangdi, Wang Xian, Zhu Tiancai, etc.
- Chen Zhaoxu 陈照旭 (1912-1959, Chenjiagou) XVIII generazione, primo figlio di Chen Fake.
- Chen Zhaokui 陈照奎 (1928-1981), XVIII generazione, secondo figlio di Chen Fake, lo seguì a Pechino a 4 anni, divenne poi assistente del padre e dal 1960 diffuse la *xinjia* a Shanghai, Zhengzhou, Jiaozuo e Shijiazhuan; molto esperto nei *Qinna* 擒拿(leve articolari), si recò a Chenjiagou nel 1965 per approfondire lo studio delle armi con lo zio Chen Zhaopi ; tornò poi nel 1972 per istruire i designati della XIX generazione; suoi allievi furono il figlio Chen Yu, i nipoti Chen Chunlei, Chen Xiaowang e Chen Zhenglei, inoltre istruì i maestri Feng Dabiao, Fu Halie, Hu Bingquan, Wang Xian, Zhang Chundong, Zhu Tiancai, Zou Mingdou, etc; a Shanghai, oltre a tenere lezioni pubbliche, insegnò periodicamente ai maestri Kang Mingqian, Song Guanen, Shao Yongqin, Wu Benhong, Wan Wende, Qin Yongfa e ai già citati allievi interni Zhang Caigen e Du Wencai.

- Chen Zhenglei 陈正雷 (1950 -), XIX generazione.
- Wang Xian 王西安 (1944 -) , XIX generazione.

- Zhu Tiancai 朱天才 (1944 -), XIX generazione.
- Chen Xiaowang 陈小旺 (1946 -), XIX generazione, figlio maggiore di Chen Zhaoxu.

Questi 4 Maestri della XIX generazione, chiamati "le 4 tigri", tutti originari di Chenjiagou, sono attualmente i custodi della *dajia* della famiglia e, assieme a Feng Zhiqiang, sono i maggiori responsabili della diffusione nel mondo dello stile *Chen*, ciascuno con una propria organizzazione.

La famiglia Chen ha sempre sostenuto l'origine del *taijiquan* al proprio interno osteggiando tutte le teorie alternative.

Secondo il fondatore dello stile *Yang*, Yang Luchan, fu Jiang Fa ad insegnare il *taijiquan* a Chen Changxing. Egli riferisce che Jiang Fa apprese l'arte del Wudang risalente a Zhang Sanfeng attraverso l'insegnamento del controverso Wang Zongyue 王宗岳.

Alcuni documenti della famiglia Chen provano l'esistenza di Wang Zongyue come contemporaneo alla loro XIII generazione, ma non il fatto che sia stato responsabile della trasmissione di un'arte preesistente alla famiglia stessa, anzi, alcuni storici come Tang Hao ritengono che Wang abbia imparato il *Taijiquan* dai Chen.

Testimonianze di appartenenti ai Chen quali Du Yuwen riferiscono il passaggio a Chenjiagou di un abile marzialista di nome Jiang Fa (di Kaifeng nel Henan) e del suo insegnamento a Chen Changxing.

La versione della famiglia Yang si è consolidata in seguito alla scoperta nel 1854 da parte di Wu Chengqing (fratello di Wu Yuxiang, allievo di Yang Luchan) di un testo intitolato "Trattato della lancia di Yinfu" (*Yinfu qiangpu* 阴符枪谱), trovato assieme al "Trattato di *taijiquan*" (*Taijiquanlun* 太极拳论), scritti da un certo Wang Zongyue, anche se per alcuni non sarebbero autentici. Nel primo è riportato che Wang Zongyue, originario dello Shanxi, creò il *taijiquan*, lo insegnò poi a Jiang Fa che lo trasmise alla famiglia Chen. Si riporta inoltre che Wang visse a Luoyang nel 1791 e si trasferì a Kaifeng nel 1795; passando per Chenjiagou diede consigli ai contadini sul loro metodo di combattimento.[60]

Il *Taijiquanjing* è un testo teorico fondamentale per la profondità dei principi esposti, e sembra che per la prima volta menzioni il termine *taijiquan*, sino ad allora chiamato in altri modi.

Nell' "Epitaffio a Wang Zhengnan" di Huang Zongxi è riportato un altro lignaggio: la scuola interna del Wudang creata da Zhang Sanfeng faceva capo cento anni dopo ad un certo Wang Zong 王宗 di Guangzhong nello Shaanxi che insegnò a Chen Zhoutong 陈州同 di Wenzhou nel Zhejiang, dove quest'arte si diffuse; si arriva poi, nella seconda metà del XVI secolo a Zhang Songxi di Haiyan (il *Ningbo fuzhi* riporta che il suo maestro fu Sun Shisanlao 孙十三老) seguito da Dan Xinan (altrove indicato come Ye Jimei) che la trasmise a Wang Zhengnan, maestro di Huang Baijia, maestro di Gan Fengchi 甘凤池. Wang Weishen, nato nel 1913 e allievo di Li Haotian (monaco taoista del Wudang), ritiene di essere il successore di ventesima generazione di questa corrente.

Huang Baijia scrisse un libro intitolato "il Metodo della Scuola Interna" (*Neijiaquanfa* 内家拳法), che viene preso a modello da molte opere successive per stabilire un legame tra questa scuola interna ed il *taijiquan* stile *Yang*, definendo pure la scuola di Huang come *taijiquan* del sud.

A questo proposito il maestro Ge Yunqing, esperto sia di *taijiquan* che di *Wudang Songxi neijiaquan*[61] riferisce che il *taijiquan* potrebbe anche avere un legame indiretto con Wudang ma ciò non è dimostrabile, e pur avendo principi in comune resta comunque uno stile distinto dalla boxe di Wudang. Entrambi hanno caratteristiche e tecniche proprie; ad esempio il lavoro del *taijiquan* è incentrato sulla pratica di una forma lenta e continua mentre il *Wudang Songxi neijiaquan* allena essenzialmente tecniche da combattimento singole ed esplosive.

"I Classici del Taijiquan", edito da Guan Baiyi nel 1912, sostituendo Wang Zongyue con il maestro Wang Zong dell'epitaffio, forza l'associazione di Zhang Sanfeng al *taijiquan*; essa è la prima opera in cui ciò viene scritto, e costituì un precedente per molti testi successivi, in particolare di stile *Yang*, che associarono la storia di Zhang Sanfeng con l'origine del *taijiquan*.

Questo espediente è comprensibile alla luce della popolarità che allora stava riscuotendo il mito di Damo nelle arti marziali.

Il primo riferimento a Damo come creatore della boxe di Shaolin compare nel famoso romanzo "i Viaggi di Laocan" pubblicato in una rivista dal 1904 al 1907, seguito dal libro "Segreti della Boxe di Shaolin", pubblicato nel 1915, e scritto da un fantomatico "Maestro del rispetto di sé", con tono anti-manciù e anti-imperialista; la enorme diffusione di questo libro influenzò le pubblicazioni successive e nella competizione mediatica dell'epoca è comprensibile come Zhang Sanfeng fosse un'immagine utile per contrapporsi a coloro che si rifacevano a Damo.

Le scuole che si riconducono a Yang Luchan ammettono quindi un'origine esterna alla famiglia Chen, spiegando in questo modo la singolare sintesi di principi taoisti con tecniche dell'antico stile *paochui* dei Chen, presente con certezza soltanto a partire dall'insegnamento di Chen Changxing[62], e reinterpretata da Yang Luchan nello stile *Yang*.

LO STILE YANG

Yang Fukui 杨福魁(1799-1872), meglio noto come Yang Luchan 杨露禅, nacque nella contea di Yongnian, provincia del Hebei, nel Nord della Cina. Vi sono almeno una decina di versioni diverse sulla sua storia prima dell'arrivo a Pechino. Alcune nascondono la sua probabile umile origine descrivendolo come autonomo ricercatore; altre lo descrivono come figlio debole di un ricco proprietario terriero che studiò con Chen Qingping; altre ancora lo vedono come un giovane malato che si recò a Chenjiagou in cerca di una cura (istruito da Chen Changxing), oppure come inviato del ricco Wu Yuxiang per investigare sull'arte dei Chen. Un'altra versione narra che Yang Luchan servì prima presso la casa della famiglia Wu, poi presso una loro farmacia, quindi in una farmacia dei Chen ed infine nella casa di Chen Changxing. Qui spiò le lezioni che egli teneva fino ad essere accettato come allievo per recarsi poi, al termine dell'apprendimento, a studiare nei monti Wudang.[63]

Questo fiorire di leggende diverse si inserisce nel processo descritto di mistificazione, a partire da elementi storici frammentari, perpetrato da una letteratura di basso livello asservita a scopi di propaganda.

Un probabile resoconto è riferito da Xu Zhedong che intervistò i vecchi marzialisti nello Yongnian, a Chenjiagou e a Pechino: Yang lavorava come servitore nella farmacia di proprietà della famiglia Chen, chiamata *Tai Ho Tang* ("Sala della Grande Armonia"), nel villaggio di Guanping. Il proprietario della farmacia, Chen Dehu, era uno degli uomini più ricchi tra i Chen ed assunse il famoso maestro appartenente al suo clan, Chen

Changxing, affinchè insegnasse ai figli l'arte marziale della famiglia; così Yang Luchan partì per servirli, dal villaggio di Guanping sino a quello di Chenjiagou, roccaforte dei Chen.

Al di là dei racconti, modificatisi nel corso del tempo, non ci è dato sapere con certezza come Yang Luchan osservasse o spiasse le lezioni tenute da Chen Changxing, tradizionalmente riservate ai Chen e coperte da segretezza, ma dopo alcuni anni il servitore venne notato per la sua abilità nell'imitare le loro forme e movenze marziali, tanto da riuscire poi a sconfiggere i migliori allievi del maestro. Fu così che conquistò la fiducia di Chen Changxing, che gli trasmise per intero l'arte e riscattò la sua libertà per cinquanta once d'argento. Ritornò allora al villaggio di Guanping e si fermò presso la farmacia dei Chen; i signori locali erano Wu Yuxiang 武禹襄 (1812-1880) ed i suoi due fratelli Wu Heqing e Wu Ruqing, una famiglia molto influente nella contea, nonchè molto interessata alle arti marziali. Andando contro le convenzioni e barriere sociali dell'epoca, Wu Yuxiang studiò con Yang Luchan assieme ai due fratelli. Egli poi, in seguito alla partenza di Yang Luchan per Pechino, si recò a studiare presso l'anziano Chen Changxing ma, passando per il villaggio Zhaobao, sentì dire che Chen Qingping era superiore in abilità; così si fermò a studiare con lui per un breve periodo, al termine del quale elaborò il proprio metodo, lo stile *Wu* 武, chiamato anche *xiaojia* ("piccola intelaiatura") per le sue posture di ampiezza ridotta.

Questa scuola continuò e si diffuse attraverso il nipote Li Yiyu 李亦余 (1833-1892) seguito da Hao Weizhen 郝为真 (1849-1920), il cui stile venne anche conosciuto come *Hao* 郝, suo figlio Hao Yueru 郝月如 (1877-1935) e suo nipote Hao Shaoru 郝少如 (1908-1983).

Una versione alternativa narra che Chen Qingping, molto malato, istruì Wu Yuxiang dal proprio letto in cambio di aiuto per una questione legale. Secondo un'altra fonte Yang Luchan delegò il figlio Yang Banhou alla guida dell'arrogante Wu Yuxiang, il quale allora andò da Chen Changxing; costretto dall'età di quest'ultimo, si recò da Chen Qingping e in poco più di un mese credette di aver appreso tutti i segreti.

Nel 1930 Yang Chengfu riferisce che suo nonno Yang Luchan studiò con Chen Changxing, dall'età di 10 anni sino al suo ritorno nello Yongnian a 40 anni; non specifica però il motivo della partenza, cosa fece e come visse un povero bambino presso una ricca famiglia.

La popolazione locale nella contea di Yongnian stimava molto Yang Luchan ed elogiava il suo *taijiquan* con epiteti quali "pugno di cotone", "boxe morbida" e "pugno che svanisce", per i suoi strabilianti effetti nel contrastare la forza e nello sconfiggere gli avversari senza ferirli, nonchè per le sue flessibili tecniche di attacco e difesa.

A quel tempo, Wu Ruqing era consigliere del dipartimento giudiziario nell'ufficio del Sichuan. Egli raccomandò Yang Luchan affinchè insegnasse *taijiquan* a Pechino, così nel 1852 Yang andò nella capitale dove molti nobili e discendenti della dinastia Qing impararono l'arte marziale proprio da lui, come i Principi Taiyi e Taichi, presso l'Accademia Militare. Con Yang Luchan comincia il processo di spostamento del *taijiquan* dalle campagne verso le città, fenomeno destinato ad espandersi irreversibilmente.

La casa del principe Duan, una delle famiglie reali di Pechino, impiegava molti maestri di arti marziali e lottatori, ed alcuni di loro furono ansiosi di sfidare Yang Luchan, che educatamente declinò sempre le loro proposte.

Un giorno un famoso maestro insistette nell'affrontarlo per valutare la sua forza. Suggerì di sedersi su due sedie e premere il loro pugno destro uno contro l'altro; Yang Luchan non aveva scelta, dovette accettare. La contesa cominciò e subito l'avversario di Yang imprecando cadde al suolo, dopo che la sedia cedette apparentemente senza motivo (in realtà sotto l'effetto della forza di Yang). Con tono gentile Yang si alzò e disse agli spettatori: "l'abilità del maestro è davvero superba. Soltanto che la sua sedia non è robusta come la mia." L'uomo fu così sorpreso dalla sua modestia che non mancò mai di elogiarne la condotta e l'imbattuta abilità marziale. In seguito, chiunque lo sfidò finì sconfitto a terra o scaraventato a molti metri di distanza, senza lesioni per i colpi, e la fama ed il prestigio di Yang Luchan crebbero tanto da valergli il soprannome di *Yang wudi* ("Yang l'invincibile").[64]

Egli fu poi nominato ufficiale delle arti marziali presso la corte imperiale con un alto grado, e quando tornò in visita a Chenjiagou per salutare i suoi vecchi amici, ricevette una calda accoglienza.

Yang Luchan ebbe tre figli: il primo morì giovane, mentre il secondo, Yang Banhou 杨班侯 (1837-1892), ed il terzo, Yang Jianhou 杨健侯

(1839-1917), divennero suoi degni successori.

Il loro addestramento sotto la guida del padre fu così rigoroso e duro che Yang Banhou cercò di scappare di casa e Yang Jianhou tentò il suicidio.

Pur condividendo la pratica quotidiana, i due fratelli svilupparono personalità diverse.

Yang Banhou era bellicoso e brutale nel dimostrare la propria abilità, non risparmiando neppure i propri allievi. Ebbe un solo figlio, Yang Zhaopeng 杨兆鹏 (1872-1930), che fece il contadino nello Yongnian.

Un giorno un noto maestro di nome Liu, con migliaia di allievi, sfidò in combattimento Yang Banhou. Costui accettò la sfida senza esitazione e, alla presenza di centinaia di persone, scaraventò lontano per diversi metri l'avversario con uno sbalorditivo colpo di palmo. Da allora anche lui fu chiamato "Yang l'invincibile".

Yang Banhou non eseguiva dei movimenti ampi ed alternava continuità e lentezza ad esplosività, come nello stile *Chen*. Egli diceva che all'inizio i gesti devono essere ampi e rilassati per favorire lo scorrere del *qi*, poi automaticamente l'ampiezza si riduce;[65] il suo stile fu chiamato *xiaojia* ("piccola intelaiatura").

Yang Jianhou al contrario del fratello era di natura gentile ed affabile, tollerante e paziente nell'insegnamento, tanto da attirare moltissimi allievi. All'epoca, il numero di persone che volevano imparare le arti marziali cominciò ad aumentare. Per venire incontro alle esigenze della gente, in particolare dei nobili che non erano militari di carriera e che praticavano per diletto, Yang Luchan gradualmente eliminò dalle sequenze di movimenti azioni difficili quali balzi, esplosioni di forza e calci vigorosi, rielaborando la forma nella propria versione della *dajia*.

In questo processo fu inevitabile un occultamento dei movimenti direttamente connessi all'impiego marziale, per la loro difficoltà, privilegiando via via l'aspetto dello sviluppo del *qi,* che era ed è primario per chi non ha velleità realmente marziali e che non si sottopone a un addestramento intensivo sin da molto giovane.

In seguito anche Yang Jianhou apportò alcune modifiche non sostanziali alla *dajia*, e si specializzò in una versione diversa della stessa forma, di livello avanzato, con movimenti di ampiezza minore e più funzionale al combattimento, chiamata *zhongjia* 中架 ("media intelaiatura").

Yang Luchan assieme ai due figli spesso risiedeva nella residenza del Principe Duan, dove tutti e tre insegnavano *taijiquan*. In quel periodo i più importanti maestri di *neijiaquan* si trovavano a Pechino; Dong Haiquan 懂海川, il fondatore dello stile interno *baguaquan* ("*boxe* degli otto trigrammi"), risiedeva presso il Principe Su, mentre il grande Guo Yunshen 郭云深 insegnava lo stile interno *xinyiquan* ("*boxe* della forma e della mente") presso il Duca Yu. Gli Yang istruirono pure le truppe speciali e le guardie del corpo imperiali. La rivalità presente nelle famiglie reali e nelle guarnigioni fu un grosso stimolo alla ripresa di notorietà e diffusione delle arti marziali e dello spirito marziale in genere.

Agli esponenti della dinastia manciù, in quanto stranieri oppressori, sembra venisse insegnata una versione dello stile alterata e priva degli aspetti più profondi, legati allo sviluppo ed all'uso dell'energia in combattimento; in realtà, il fenomeno di diffusione si accompagnò ad una semplificazione del metodo e dei movimenti, con fini prioritariamente salutistici, in accordo ai principi di sviluppo armonico del *qi* dell'intero organismo che caratterizzano le arti interne.

Le fasi e i metodi intensivi di pratica erano riservati a coloro che per qualità, volontà, costanza, e affinità col maestro passavano dalla condizione di studente a quella di discepolo vero e proprio, instaurando un rapporto di trasmissione privato ed esclusivo. Trattandosi di un'arte marziale, a questo livello si affrontavano questioni e metodi molto pericolosi, e pertanto ritenuti segreti.

Yang Jianhou ebbe tre figli maschi e una figlia: il primo, Yang Shaohou 杨少侯 (1862-1930), ed il terzo, Yang Chengfu 杨澄甫 (1883-1936), furono i suoi eredi nel *taijiquan*.

Yang Shaohou divenne anch'egli un famoso maestro ed apprese la maggior parte del suo sapere dallo zio Yang Banhou, bellicoso, come lui, per natura. La struttura del suo stile era in origine simile a quella del fratello, ma poi si specializzò in una interpretazione della *xiaojia* (di Yang Banhou) caratterizzata da movimenti piccoli e vivaci spostamenti, alternando azioni veloci e lente. Le caratteristiche tecniche di questo tipo di *taijiquan* erano: rispondere ad attacchi forti con movimenti morbidi e continui; adattarsi al movimento dell'opponente seguendo con rapidi attacchi; movimenti delle mani includenti afferrare, immobilizzare, spingere, attaccando e controllando muscoli, ossa, arterie, vene e punti vitali dell'avversario.

Yang Shaohou era molto duro e severo con i propri allievi tanto che molti di essi abbandonavano la pratica; per questo motivo il suo stile non divenne popolare come quello del fratello, pur avendo entrambi fama elevata.

Gli allievi più importanti di Yang Shaohou furono tre: Xiong Yanghe (1886-1984); Chen Banling (1900-1967), importante ingegnere civile a capo di un comitato del Dipartimento dell'Educazione e dell'Allenamento Militari, che documentò più di cinquanta stili marziali (testimonianza perduta con l'avvento del comunismo), ed in seguito emigrò a Taipei; Zhang Youchun (1899-1987), cugino di Yang Shaohou, studiò con lui dal 1911 sino al 1930 trasferendosi poi in Australia.

Yang Chengfu da giovane non praticava con grande intensità ma fu solo dopo la morte del padre che si dedicò totalmente al *taijiquan*. Le posture insegnategli da Yang Jianhou furono modificate per ben tre volte, sviluppando l'attuale *dajia,* chiamata anche forma "classica" *Yang*; questa interpretazione è ora la più popolare scuola *Yang* di *taijiquan*.

Tutte le diverse derivazioni della forma base *Yang* contengono gli stessi movimenti, anche se di maggiore o minore ampiezza o se eseguiti più o meno lentamente, variando soltanto il numero di ripetizioni di una stessa azione, ed il sistema di computo, per un totale compreso tra ottantuno e centootto movimenti.

Ottima per la salute e nota per i suoi effetti curativi, la forma *Yang*, relativamente semplice da apprendere, catturò l'interesse di un numero sempre crescente di persone, divenendo più popolare dell'insegnamento della scuola *Chen*.

Agli inizi della Repubblica Cinese Xi Yuiseng (1879-1945), praticante lo stile *Yang*, invitò Yang Shaohou, Yang Chengfu e Wu Jianquan ad insegnare pubblicamente presso l'Istituto di Ricerca di Educazione Fisica di Pechino, tanto che nel 1925 il *taijiquan* fu introdotto nelle scuole ed insegnato ai professori di ginnastica.

Nel 1928, Yang Chengfu fu invitato ad insegnare a Nanchino, Shanghai, Hangzhou, Guangzhou e Hankou, diffondendolo in tutta la nazione.

I movimenti del suo corpo incarnavano la quintessenza del *taijiquan;* egli disse una volta che il *taijiquan* è un'arte dove la forza è nascosta nelle movenze aggraziate, come una mano di ferro in un guanto di velluto od un ago nascosto nel cotone.[66]

Dopo che Yang Chengfu andò nel sud della Cina, gradualmente realizzò che il *taijiquan* poteva servire per guarire malattie croniche, ringiovanendo e dispensando buona salute. Per questo motivo semplificò e "arrotondò" ulteriormente l'esecuzione della forma, con movimenti lenti e continui aventi un uso interno della forza, non manifesto.

Yang Chengfu era un uomo leale e generoso, straordinariamente abile nella "spinta con le mani", il *tui shou*. Sebbene i suoi colpi fossero eseguiti in modo morbido e aggraziato, erano forti come una barra d'acciaio avvolta in morbida stoffa. Non appena un avversario sentiva una piccola spinta veniva proiettato indietro per diversi metri senza riportare lesioni. Al contrario di altre scuole il cui principale obiettivo è arrecare danni all'avversario, con metodi estremamente severi e selettivi, Yang Chengfu divulgò in tutta la Cina una nuova strada nella pratica delle arti marziali, facendo coincidere la pratica salutistica con un'idea non violenta ed educativa della marzialità, coerente con i principi della cedevolezza e dell'armonizzazione *yinyang* tipici dell'arte interna, intuendo il potenziale di diffusione di questa originale pratica nel contesto sociale del futuro.

Yang Shaohou seguì il fratello nel sud della Cina e tenne lezioni a Shanghai e Nanchino.

L'abilità tecnica di Yang Chengfu maturò col passare del tempo, e sebbene negli ultimi anni pesasse più di centotrenta chili, i suoi movimenti erano naturali e rilassati, vigorosi e gentili. Si può affermare che raggiunse la più alta maestria nell'arte del *taijiquan*.[67]

Tra i suoi discepoli, coloro che divennero in seguito noti maestri professionisti, e che continuarono l'opera di divulgazione nei luoghi dove Yang Chengfu introdusse il suo *taijiquan*, sono:

- Yang Zhenming 杨振铭 (Shouzhong 守中, Sau Chung in cantonese, 1910-1985), figlio maggiore di Yang Chengfu e leader della famiglia, iniziò a studiare *taijiquan* a 8 anni con il padre, a 14 divenne suo assistente, a 18 fu nominato maestro potendo insegnare in sua vece. Nel 1947 andò a Hong Kong dove insegnò senza più far ritorno in patria. Mantenne un insegnamento di tipo tradizionale ed ebbe solo 3 discepoli interni, tutti di Hong Kong, che attualmente diffondono l'arte nel mondo attraverso l'International Tai Chi Chuan Association, da lui fondata: Chu King Hung, che attualmente vive e insegna in Inghilterra; Chu Jin Soon, che insegna a Boston; Ip Tai Tak, di Hong Kong, scomparso nel 2004. Anche le tre figlie di Yang Zhenming, Yang Tai Yee, Yang Ma Lee e Yang Yee Li, continuano la tradizione di famiglia.

- Yang Zhenji 杨振基 (1921-), secondo figlio di Yang Chengfu, attualmente è il presidente dell'associazione di arti marziali della città di Handan, nella provincia del Hebei.

- Yang Zhenduo 杨振铎 (1926-), terzo figlio di Yang Chengfu, insegna tuttora nella città di Taiyuan, nella provincia dello Shanxi, ed è il presidente della "International Yang Style Taijiquan Association", costituita nel 1998, coadiuvato dal nipote ed erede Yang Jun.

- Yang Zhenguo 杨振国 (1928-), quarto figlio di Yang Chengfu, insegna tuttora a Pechino. [68]

- Cui Yishi 崔毅士 (1890-1970, Pechino).

- Li Yaxuan 李雅轩 (1894-1976, Sichuan).

- Zheng Manqing 郑曼青 (1901-1975), medico tradizionale, poeta, pittore e calligrafo, scrisse alcune importanti opere sul *taijiquan*[69] curando anche alla stesura di un libro di Yang Chengfu . Nel 1922 a Shanghai iniziò la pratica del *taijiquan* con Zhang Qinglin, allievo di Yang Chengfu, per venire accettato dieci anni dopo come discepolo dal grande maestro. Nel 1949 andò a Taiwan e nel 1964 si trasferì a New York dedicandosi totalmente all'insegnamento del *taijiquan* agli stranieri. Semplificando ulteriormente la forma del suo maestro ideò una forma di 37 movimenti, pensata per le necessità dell'uomo moderno, che venne diffusa in tutto il mondo. Suoi migliori allievi furono Huang Sheng Shyan (1912-1990, Malesia), Gi Hon Pin (Taiwan) e Benjamin Peng Lo, suo rappresentante americano.

- Chen Weiming 陈微明 (1881-1958), studio' per 8 anni a Pechino con Yang Chengfu, poi si trasferì a Shanghai nel 1924 per insegnare professionalmente e nel 1925 fondò la *Zhirou quanshe* 致柔拳社 ("Società di arti marziali dell'estrema morbidezza"); invitando molte volte il maestro Yang ad insegnare, egli fu responsabile della grande diffusione dello *Yangshi taijiquan* a Shanghai.

Scrisse dei libri famosi sul *taijiquan*, in particolare *Taijiquan dawen* 太极拳打答问 ("Domande e risposte sul *taijiquan*")[70], libro-intervista a Yang Chengfu, e curò il libro di Yang Chengfu *Taijiquan shu* 太极拳术 ("Tecnica del *taijiquan*"), del 1925.

- Wu Huichuan 武汇川 (1883-1936, Shanghai), fu l'allievo più anziano di Yang Chengfu.

- Fu Zhongwen 傅钟文(1903-1994, Shanghai), nipote di Yang Cheng-fu.
- Tian Zhaolin 田兆麟 (1891-1960, Shanghai).
- Chu Guiting 褚桂亭(1890-1977, Shanghai), già noto maestro di *xinyiquan*.
- Zhang Yu 张玉(1909-1988, Shanghai), studiò principalmente con Wu Huiquan.
- Niu Chunming 牛春明(1881-1961, Hangzhou).
- Zhang Qinglin 张庆麟 (?-1947), fu anche *daoshi*.
- Dong Yingjie (1887-1961), a 13 anni ricevette le basi dello stile *Wu* 武 studiando con Li Zenkui 李增魁 e divenne poi discepolo di Li Xiangyuan 李香远 (1889-1961, discepolo di Hao Weizhen). Completato l'apprendimento e viste le particolari doti fu mandato dal maestro Li a studiare con Yang Chengfu.

Dong praticò duramente diventando uno dei migliori discepoli di Yang al punto da seguirlo, in qualità di assistente, nei suoi viaggi per diffondere il *taijiquan*.

Scrisse alcuni testi e inoltre curò il famoso libro di Yang Chengfu *Taijiquan shiyongfa* 太极全使用法 ("Applicazioni del *taijiquan*") del 1931. Profondo studioso e infaticabile praticante condensò la propria esperienza nel famoso testo *Taijiquan shiyi* 太极拳释义 ("Spiegazione del *taijiquan*").

Il maestro Dong integrò lo *Yang* appreso da Yang Chengfu con il *Wu* di Li Xiangyuan, elaborando un proprio metodo di pratica; egli è quindi ritenuto un esponente di una nuova corrente in seno allo stile *Yang*.

Ad avvalorare il suo operato è un aneddoto molto significativo: si dice che Yang Chengfu, sul letto di morte, abbia comunicato al suo erede Yang Zhenming (all'epoca aveva 26 anni), che l'allievo a cui aveva trasmesso tutto il suo sapere era proprio Dong Yingjie; disse così al figlio di studiare con Dong per continuare la formazione.

Dong Yingjie si recò a insegnare in varie città, in particolare Shanghai, Singapore e Hong Kong, dove poi si stabilì; a Shanghai ebbe come discepoli Qi Ruyi, Dong Shizuo, già esperto di arti marziali esterne, e Yue Huanzhi.

A Hong Kong, il figlio Dong Huling 董虎岭 (1917-1992), suo successore, la figlia Dong Moli 董茉莉 (1940-) e altri come il maestro Wang Zhuanghong, hanno continuato la diffusione in Asia e nel mondo dello *Yangshi taijiquan* di Dong.

Un altro famoso allievo di Yang Luchan e Yang Banhou fu Wu Quanyou 吴全佑 (1834-1902), nobile dell'esercito manciù, che insegnò al figlio Wu Jianquan 吴鉴泉 (1870-1942) fondatore di uno stile *Wu* 吴 diverso da quello di Wu Yuxiang (武), caratterizzato da posture di ampiezza ridotta, esplosioni di forza e movenze simili alla forma *Yang* antica. Questo stile quindi non è una versione alterata o fuorviante trasmessa ad un manciù, ma è una emblematica e naturale interpretazione degli insegnamenti ricevuti da un discepolo interno di Yang Luchan.

Nel 1928 Wu Jianquan emigrò da Pechino a Shanghai dove creò l'associazione di *taijiquan* della famiglia Wu. Alla sua morte la figlia Wu Yinghua 吴英华 (1905-1996) ed il genero Ma Yueliang 马岳梁 (1900-1998) gli succedettero nell'insegnamento, mentre i due figli maschi Wu Gongyi 吴公仪 (1897-1968) e Wu Gongzao 吴公藻 (1901-1983) diffusero lo stile non solo ad Hongkong, Canton e Macao ma anche negli Stati Uniti ed in Canada.

Sun Lutang 孙禄堂 (1861-1932), allievo di Hao Weizhen, invece fuse la sua abilità nelle altre due principali arti marziali interne, lo *Xingyiquan* ed il *Baguaquan*, con le conoscenze nel *Taijiquan*, dando origine allo stile *Sun*, o *Huobujia* 活步架, "intelaiatura con passi vivaci", per i suoi movimenti veloci e agili con piccole posizioni.

Con l'avvento del comunismo in Cina nel 1949, ogni attività che avesse connotazioni spirituali, religiose o legate alla cultura tradizionale preesistente fu sottoposta a norme didattiche precise ai fini dell'educazione del popolo; molti maestri furono costretti ad insegnare l'aspetto più superficiale della pratica. Le arti marziali tradizionali, che tendevano a sviluppare lo spirito individuale oltre a tramandare i valori del passato, vennero modificate in senso quasi esclusivamente sportivo, eliminandone i veri contenuti applicativi e fondendole con movenze del teatro acrobatico cinese, per dar vita al *wushu* moderno. Il *taijiquan* invece, come stile interno già adattatosi alla diffusione su larga scala, continuò ad esprimere i propri contenuti salutistici e curativi, relegando però la vera pratica marziale alla clandestinità. Solo recentemente si è attuata una rivalutazione delle arti marziali tradizionali da parte del governo, con una ricerca sistematica dei vari metodi e maestri per ricuperare un patrimonio vastissimo, in parte perduto.

Nel 1956 la Divisione Arti Marziali del Comitato Nazionale di Educazione Fisica della Repubblica Popolare Cinese, nel tentativo di limitare le rivalità stilistiche e facilitare la diffusione fra il popolo del *taijiquan*, pubblicò *Jianhua taijiquan* ("Taijiquan semplificato"), introducendo una forma di ventiquattro posizioni basata su venti posture della sequenza - già semplificata negli anni venti - di Yang Chengfu.

Questo lavoro fu seguito nel 1957 da *Taijiquan yundong* ("Esercizio di *taijiquan*"), nel quale è presentata una forma standard di ottantotto posture, basata anch'essa sulla forma di Yang Chengfu.

Nel 1958 le autorità sportive di Shanghai istituirono dei corsi di esercizi a coppie (*tuishou*), considerando quindi, sia pur con fini sportivo-educativi, l'aspetto marziale.

Seguì il testo "Le quattro scuole del *taijiquan*" (*Yang, Chen, Wu* e *Hao*), scritto da un'equipe di esperti con il fine di eliminare dalla pratica tutti gli elementi considerati non scientifici.

Durante alcune conferenze il presidente Mao Zedong incoraggiò la pratica del *taijiquan* e ad una seduta del comitato centrale del Partito Comunista, dedicata alla profilassi, lo consigliò in particolar modo agli anziani.

Questi sviluppi istituzionalizzarono lo stile *Yang* affermando la sua netta prevalenza sugli altri sino agli anni settanta, in cui, dopo la proibizione totale delle attività tradizionali nel corso della Rivoluzione Culturale, riemersero le differenze stilistiche e le diatribe familiari.

Nel 1979 la Casa Editrice dell'Educazione Fisica del Popolo di Pechino ha pubblicato un libro sull'applicazione concatenata a due dei movimenti della forma *Yang*, codificata da Sha Guozheng 沙国政. Egli si è basato sull'applicazione di 88 movimenti esposta in un libro degli anni '20 del maestro Chen Yanlin 陈炎林,[71] praticata nella scuola di Yang Chengfu, portandola a 102 tecniche con l'aggiunta di elementi degli stili *Chen, Wu* e *Sun*.

In Cina le pubblicazioni più recenti sul *taijiquan* ne enfatizzano l'aspetto terapeutico; da alcuni anni infatti il *qigong* ed il *taijiquan* vengono utilizzati nei centri di ricerca e negli ospedali per il miglioramento delle condizioni generali dei malati e per una riabilitazione più efficace. Come terapia preventiva promossa dal governo, basti considerare le centinaia di migliaia di anziani che ogni mattina praticano *taijiquan* nei parchi di tutte le città della Cina.

Si può dire che nella madrepatria gli insegnamenti della famiglia Yang sono diventati, per i conservatori, un veicolo di autorafforzamento e rispetto della cultura tradizionale, nonchè un mezzo per gli intellettuali progressisti per recuperare una sana eredità dal passato feudale.

Vi sono numerose altre interpretazioni e varianti personali del *taijiquan*, ma gli stili *Chen*, *Yang*, *Sun*, ed i due *Wu*, sono attualmente i più noti e diffusi nel mondo.

太极拳 Il Taijiquan

CAPITOLO 3

太极拳

ANALISI DI ALCUNI METODI DI TRASMISSIONE NEGLI STILI *CHEN* E *YANG*

Il presente lavoro e' un tentativo di tracciare il percorso didattico generale del *taijiquan* attraverso la trasmissione orale dei maestri Zhang Yongchang, per lo stile *Chen*, e Yan Guangzhong, per lo stile *Yang*, entrambi di Shanghai, le cui indicazioni non solo non sono in contraddizione ma si sono rivelate complementari al punto da delineare un quadro unitario del *taijiquan*, al di la' dello stile. Si tratta, in linea generale, di un quadro coerente con le tappe evolutive analizzate nel capitolo relativo e con le teorizzazioni di illustri maestri del passato.

Inoltre i metodi dei due maestri verranno messi a confronto con le risposte ai quesiti, su alcune questioni metodologiche del *taijiquan*, posti agli altri esponenti degli stili *Chen* e *Yang* intervistati.

METODOLOGIA GENERALE

Come detto in precedenza, il *qigong* può essere assimilato a un ambito del *gongfu*, non essendo il *qi* una categoria rigida.

Il *gongfu*, e il *qigong*, si possono dividere in *jinggong* 静功 (*qigong* statico) e in *donggong* 动功 (*qigong* dinamico).

Gli esercizi elettivi del *jinggong*, sono quelli del *zhanzhuang*[72] 站桩.

Le arti marziali della scuola interna sono unanimemente considerate come metodi che bilanciano il lavoro statico e quello dinamico, subordinando sempre il lavoro fisico e l'obiettivo esterno (capacità di combattere) al rispetto del processo di sviluppo del proprio *qi*, fonte vera della "forza interna". Il maestro Feng Zhiqiang sottolinea che il *zhanzhuang* degli stili esterni non lavora sul rilassamento profondo come negli stili interni, ma impiega la forza fisica, e non lo *yi*, per produrre e mobilizzare il *qi*. Normalmente nelle arti interne vere e proprie non si praticano gli esercizi di *qigong* chiamati *waigong*, dove attraverso la tensione prolungata del corpo si produce il *qi* a livello locale per poi dirigerlo in fase di rilassamento al centro del corpo (per quanto riguarda gli esercizi per condizionare il corpo ai colpi affronteremo l'argomento alla fine del capitolo).

La forza proviene dal *qi* e il *qi* dallo *yi*, e l'importanza del lavoro interno di base parallelo all'esecuzione delle sequenze di movimenti prepara e aiuta la trasformazione del movimento stesso. Anche se da ogni parte si sottolinea l'importanza di praticare duramente, la sola ripetizione meccanica dei movimenti o la cieca adesione ai dettami non basta, in quanto la pratica è "un'alchimia", che rimette in discussione e relativizza ogni fattore in gioco.

Anche negli stili interni c'è il rischio di allenarsi in maniera forzata, cedendo inconsapevolmente alla seduzione della forza fisica, così come c'è il rischio di cadere in un rilassamento eccessivo, privo di dinamismo interno; senza comprensione dei principi e del metodo, pur abbandonando la forza, non è possibile progredire nella scoperta della vera forza; cercheremo quindi di identificare il metodo.

L'essenza del *neijiaquan* si può riassumere nel principio del *liuhe* 六合 ("le 6 armonizzazioni"), *neisanhe - waisanhe* 内三合/外三合 ("le 3 armonizzazioni [o unioni] interne - le 3 armonizzazioni esterne"):

xin yu yi he, yi yu qi he, qi yu li he
shou yu jiao he, jian yu kua he, zhou yu xi he
心与意合，意与气合，气与力合
手与脚合，肩与胯合，肘与膝合

("armonizzare [o unire] la mente con l'intenzione, armonizzare l'intenzione con l'energia, armonizzare l'energia con la forza "armonizzare [il movimento della] mano con [il movimento del] piede, armonizzare la spalla con l'anca, armonizzare il gomito con il ginocchio").

Questo principio è come una matassa che, srotolandosi, svelerà pian piano il percorso che dovrebbe portare al senso dell'arte stessa.

Il *taijiquan* pur avvalendosi di pratiche statiche complementari, viene anche classificato come *donggong*, essendo incentrato sul movimento. Il fine iniziale del *taijiquan*, il perno del suo lavoro, e' lo sviluppo del *jing* 劲 ("forza"), e attraverso di esso interagiscono i tre elementi fondamentali dell'alchimia taoista, il "corpo" (energie psicofisiche allo stato "grossolano", *jing*), il respiro (il "soffio", *qi*), e la mente (l'intenzione *yi*, legata allo spirito *shen*) che regolati consentono quindi la trasformazione dell'individuo oltre schematizzazioni meccanicistiche basate su concetti moderni di energia. Per *jing* si intende "forza unificata" (*heli* 合力), diversa da "forza singola"(*danli* 单力), ossia la forza di singoli muscoli, ed e' il risultato dell'ottimizzazione delle leve del corpo e di un coordinamento di mente, corpo e respiro, difficilmente razionalizzabile, patrimonio culturale trasmesso attraverso i gesti e i "classici" (il contenuto dei poemi classici aveva la forma di canti, ripetuti nel corso della pratica, come strumento mnemonico della trasmissione orale). Nel *taijiquan* all'inizio c'e' un intervento "esterno" della mente sul corpo, che agisce sul sistema nervoso volontario muovendo settorialmente i muscoli e generando dei movimenti, la cui caratteristica deve essere la precisione; come conseguenza questi movimenti corretti, coordinati, armonizzano il flusso del *qi* all'interno del corpo che, mobilizzandosi e focalizzandosi, genera la forza. Il controllo esterno del movimento e' rappresentato da:

> *Waisan dao:*
> *Jiao dao, shen dao, shou dao*
> 外三到:
> 脚到, 身到, 手到
> ("le tre [parti] esterne arrivano:
> il piede arriva, il corpo arriva, la mano arriva [nello stesso istante]")

In altri termini le 9 articolazioni principali del corpo devono essere coordinate, muoversi assieme, e arrivare assieme al momento di espressione della forza:

> *jiu zhuan lian huan*
> 九转连环
> ("le nove [articolazioni] ruotano in connessione").

Jiu ge zhuyao guanjie zhi: geng, ji, yao, kua, xi, huai, jian, zhou he wan.

九个主要关节指: 颈 ,脊 ,腰 , 胯 , 膝 , 踝 , 肩 , 肘和腕
("nove principali articolazioni indica: collo, spina dorsale, vita, anca,
ginocchio, caviglia, spalla, gomito e polso").

Parallelamente il primo passo del *jingong* e' *xinjing* ("calma della mente)
che tradizionalmente si realizza attraverso l'esercizio della respirazione,
che deve regolarsi naturalmente con le posture del *zhanzhuang*.

Lian qi: huxi yaoqiu. Xi, yun, sheng, chang.
练气: 呼吸要求。细 , 匀 , 深 , 长
("allenare il qi: requisiti del respiro. Sottile, costante, profondo, lungo").

Requisiti fondamentali dello "stato *qigong*" (*qigong de zhuangtai* 气功
的状态), condizione preliminare all'esecuzione di qualsiasi tecnica che
esprima il contatto tra l'interno del corpo e il movimento, sono:

xinjing, tisong, yinian jizhong, huxi tiaoyun.
心静 , 体松 , 意年集中 , 呼吸调匀
("calma della mente, rilassamento del corpo, concentrazione dell'intenzione, regolare la respirazione").

Un esercizio fondamentale di *jingong* indicato dal maestro Zhang
Yongchang consiste nel calmare la mente spostando l'attenzione sulla respirazione, attraverso il computo dei respiri, normalmente non meno di
300, ricominciando dall'inizio ad ogni errore. La sensazione del respiro
gradualmente e naturalmente si sposta nel basso ventre (la respirazione
addominale, provocata in modo non naturale, non è realmente profonda); questo esercizio di respirazione puo' essere praticato in qualsiasi posizione.
Col tempo il *qi* si accumula nel *dantian* come conseguenza di *xinjing*.
Il Maestro Yang Zhenduo (figlio di Yang Chengfu) a tal proposito dice:
"se la mente e' calma, l'energia si armonizza. Nel momento in cui si e'
davvero calmi, l'energia sprofonda naturalmente nel ventre.
Quando la mente e il cuore sono tranquilli, l'energia scorre facilmente.
Far scorrere l'energia vitale evita il ristagno di sangue, che, secondo la
medicina tradizionale cinese, e' alla base di molte malattie".
Il maestro Fu Shengyuan precisa che nell'esecuzione della forma, se ogni
postura è corretta, cioè coerente con i principi fondamentali, i movimen-

ti scorrono fluidi senza interruzioni, ed il *qi* affonda naturalmente nel *dantian*.

Pratiche statiche quali *dazuo* 打坐 (meditazione seduta) o le posture *zhanzhuang*, o esercizi quali la sensibilizzazione del *dantian* tracciando con la mente dei cerchi all'interno del ventre, sono complementari alla pratica dei movimenti specifici del *taijiquan*.

L'esercizio statico del mantenimento della posizione "a cavallo" *mabu* 马步, e' considerato l'esercizio elettivo dello *zhanzhuang* applicato al *taijiquan*, fondamentale in quanto, oltre ad esercitare le qualita' di cui sopra, rilassa rinforzando le gambe, principale veicolo della forza. Essendo il *taijiquan* un'arte marziale, e' necessario avere la massima possibilita' motoria e reattiva. Si esercita cosi' *gen* 根, "le radici"; 30 minuti raggiunti comodamente in questa posizione vengono tradizionalmente considerati il requisito minimo per affrontare uno studio intensivo della forma.

Nel già citato libro di Chen Yanlin, allievo di Yang Chengfu, si descrive il metodo di allenamento tradizionale: "Il corso di studio cominciava con *mabu*, il quale insegna a rendere le gambe solide e radicate a terra; esso veniva eseguita almeno per un mese, ma più frequentemente per oltre un anno. Dopo che gli studenti avevano imparato a stare fermi, potevano passare alla posizione "mani levate" (*tishoushangshi* 提手上式), la quale veniva praticata per circa un mese allo scopo di imparare il modo per "svuotare" una gamba e "radicare" l'altra. Si procedeva poi alla dimostrazione di ogni singola posizione, che non durava meno di un mese, esplorandone tutti i metodi di applicazione, non prima però di aver dimostrato l'effettiva utilizzazione delle due posizioni precedenti. Solo allora lo studente imparava la forma completa. Dopo averla terminata, ovvero dopo alcuni anni, egli poteva studiare le tecniche più avanzate, ovvero il *tuishou*, il *dalu* ("grande trazione"), il combattimento del *taijiquan* e in seguito la forma con le armi."[73]

Torniamo all'esecuzione dei movimenti di *taijiquan*, le cui caratteristiche piu' evidenti, la continuita' e la lentezza, sono due fasi esecutive che hanno ragion d'essere solo all'interno di una pratica coerente e completa.

L'esecuzione dei gesti richiede una postura che va assunta prima da fermi per acquisire i corretti allineamenti corporei, senza forzature.

Cio' che non e' naturale all'inizio di una certa pratica viene vissuto come forzato, pertanto questo atto di controllo attraverso il sistema nervoso volontario, mirante al rilassamento e al bilanciamento dello stesso con il resto del corpo, viene chiamato "riequilibrio del corpo" (*tiaoshen*); superficialmente può venir visto come riequilibrio della postura, ma, come già sottolineato, nella cultura cinese non si intende il corpo in maniera dualistica, separato dalla sua componente energetica o spirituale, bensì si intende il corpo come energia *jing*, allo stato "grossolano".

Consideriamo allora la postura: ogni movimento di *taijiquan* ha la sua posizione finale, fase espressiva o "punto di arrivo" (*daowei*), ed e' fondamentale fissare la transizione tra un movimento e l'altro, appunto bilanciando la pratica dei movimenti continui, con l'esercizio statico delle posture di base (*zhanzhuang*), e soprattutto delle posture della forma, in cui si esercita naturalmente la respirazione.

Le fasi iniziali, i fondamenti della pratica, che abbinano *jinggong* e *donggong* sono condivisi da tutti i maestri intervistati e si possono riassumere nella seguente successione: esercizio naturale della respirazione abbinato al mantenimento di posizioni statiche di base, esecuzione di posizioni statiche specifiche della forma, movimenti singoli della forma, esercizio della forma svolta senza soluzione di continuità.

La fluidita' e' una conquista successiva alla precisione. La precisione e' legata all'elemento metallo, che puo' indurre rigidita', e secondo il ciclo di generazione dei *wuxing* il metallo si trasforma nell'acqua in quanto ogni movimento prepara il successivo. La struttura dinamica attraverso il controllo esterno sopraccitato induce lo scorrimento corretto all'interno, da cui la pienezza traducibile come forza unificata.

Secondo il maestro Zhang Yonchang, durante l'esecuzione forma, sono tre gli elementi cardine della regolazione del corpo in movimento:

huxi yu dongzuo yao peihehao. kaihe. huxi
呼吸与动作要配合好。开合。呼吸。
("la respirazione e il movimento della mano devono coordinarsi bene.
Aprire e chiudere [corrispondono a] espirazione e inspirazione").

yi shou dantian
意守丹田
("mantenere l'intenzione nel *dantian*")

yi guan zhi shao
意贯指稍
("far penetrare l'intenzione fino alla punta delle dita")

Questi elementi non sono meccanici, coesistono all'interno della pratica, e non sono percorsi a cui pensare, bensi' evidenziano una connessione sempre presente dai piedi alle dita e implicita ai movimenti corretti; risultato della abilità conseguita con il lavoro costante nel tempo (*gong fu*). Teoricamente questi potrebbero essere passi successivi, ben esemplificati nella pratica statica: nella prima fase il respiro diventa profondo e "scende" sino al basso ventre; nella seconda fase l'intenzione si coordina al respiro e si mantiene nel *dantian*, così il *qi* dell'aria si raccoglie in esso; nella terza fase il *qi* raccolto e stabilizzato nel *dantian* arriva al punto di poter scorrere lungo i 4 arti grazie all'intenzione, e ciò verrà ripreso nel capitolo successivo in rapporto all'alchimia taoista.

Nell'esecuzione della forma la pratica costante dei movimenti è parte di questo processo interno, anzi è il mezzo attraverso cui si trasforma la percezione, il movimento e la forza, da esterni a interni.

I movimenti continui presentano in realtà due fasi, *kaihe*, che si svelano quando avviene il giusto coordinamento con la respirazione, come sopra descritto; vi sono cioè due fasi che caratterizzano il movimento, una di chiusura, *he*, che corrisponde all'inspirazione, dove il *qi* si raccoglie nel *dantian*, ed una di apertura, *kai*, che corrisponde all'espirazione, dove il *qi* fluisce in periferia sino alle estremità del corpo.

Il maestro Yan Guangzhong riferisce in proposito:

> *lian quan kaihe:*
> *Waixing kaihe jiao waikaihe (jiujie songkai)*
> *Yi de kaihe jiao neikaihe (qizhu manguan)*
> 练拳开合：
> 外形开合叫外开合（九节松开）
> 意的开合叫内开合（气注满贯）
> ("*kaihe* nella pratica della boxe: la forma esteriore di *kaihe* è chiamata
> *kaihe* esterno (le 9 articolazioni si rilassano aprendosi)
> *kaihe* dell'intenzione è chiamato *kaihe* interno (il *qi* si riversa come [se
> fosse] in un tubo pieno [sotto pressione])").

Premettendo che *kaihe* sono una conseguenza naturale della pratica corretta, possiamo desumere due livelli diversi, uno esterno ed uno interno di esecuzione, e a questo proposito si puo' accennare al passaggio, sempre citando il maestro Yan Guanzhong, dal *waisandao*, in cui c'e' un controllo esterno della mente sul corpo, al *neisandao*, in cui al controllo esterno della mente sul sistema nervoso volontario, che indirettamente provoca il movimento del *qi*, si sostituisce l'attivazione reale della funzione sottile *yi*, l'intenzione, che attiva direttamente il *qi*, accumulatosi "a sufficienza" nel *dantian*.

neisan dao:
yi dao qi dao, qi dao li dao.
内三到:
意到气到, 气到力到
("le tre [parti] interne arrivano: [quando] l'intenzione arriva l'energia
arriva, [quando]l'energia arriva la forza arriva".)

Con *li* si intende *heli*, cioe' *jing*. Lo stesso discorso si potrebbe applicare al sopra citato principio *neisanhe -waisanhe*.

Riepilogando il primo passo del *jinggong* e' il silenzio della mente (*xinjing*) che naturalmente affonda il *qi* nel *dantian*, un lavoro indiretto della mente sulla mente per riequilibrare la stessa col corpo e la respirazione; la fase successiva e' un'intervento diretto dell'intenzione sull'energia per attivare la *zhoutian* ("circolazione celeste") e dinamizzare ulteriormente i 3 ingredienti fondamentali.

C'e' una corrispondenza tra lavoro statico e dinamico, tra *gongfu*, *qigong* e alchimia taoista, il cui inserimento nelle pratiche della famiglia Chen segnò, come già detto, il passaggio da uno stile *shaolin*, il *paochui*, alla boxe interna chiamatasi poi *taijiquan*.

Il riequilibrio del *jing* 精 - essenza - comincia a manifestarsi come *jing* 劲 – forza.

I tre principi citati nella regolazione del corpo in movimento trasmessi del maestro Zhang Yongchang, evidenziano "l'apertura delle articolazioni" come requisito indispensabile affinché emerga la forza, il *jing*; infatti il maestro Zhang riferisce:

yi guan zhi shao peng jing jiu dao le.
意贯指稍棚劲就到了.
("[soltanto quando] l'intenzione penetra nella punta delle dita [facendo

arrivare il *qi*] allora arriva *pengjing*")

Ciò significa che quando si riesce a portare il *qi* fino alle estremità degli arti, soltanto allora si manifesta la forza unificata *jing*, e si manifesta come *pengjing* ("forza di parata/difesa"), prima e basilare forma di forza contenuta in tutte le altre forme di *jing*. Puo' essere definita come forza elastica risultante del movimento di tutto il corpo centrato strutturalmente nel *dantian*: quando il centro di gravità del corpo in movimento viene a coincidere col *dantian*, questo si anima di cariche elettriche, e accumulando gradualmente energia, si "attiva" producendo una trasformazione globale che si manifesta come forza:[74]

peng jing: bu ding bu diu de yisi.
棚劲 不定不丢的意思
("*pengjing*: il significato è non fermare e non perdere" – ciò si riferisce al non opporsi ad una forza che entra in contatto o a non perdere il contatto).

jing bu duan
劲不断
("la forza non [si deve] interrompere").

La funzione dei movimenti lenti e continui risulta quindi evidente.
Il maestro Feng dice che *pengjing* è una forza protettiva e che tutti i tipi di forza dovrebbero contenerla; l'unica differenza tra le varie forze risiede nella diversa direzione di applicazione.
Per lo stile *Yang*, Yang Chengfu, nel libro di Chen Weiming *Taijiquan wenda*, dice che praticando senza forza (muscolare) e allenandosi nel *tuishou* per diversi anni si produrrà naturalmente l'energia *pengjing*, che blocca senza sforzo la forza avversaria; inoltre dice che per ottenere ciò è fondamentale imparare a ruotare la vita.
Nello stile *Yang*, *peng* è anche il nome di alcune posture della forma la cui applicazione tecnica e' una forza in espansione, ma è importante sottolineare che *peng* non significa espandere.
Riguardo al rapporto tra rilassamento, *dantian,* continuità e forza nello *Yang*, il maestro Yan Guangzhong dice:

lian fajing bu dengyu qiangjing mengli, dantian fajing.
quanshen wuzhuo li. Mudi shi shi gujie songkai, jing cai you tanxing,
zhe cai shi fangsong de fajing. Neiqi shunda ge buwei.
zhe yang quanxing ye ziran, ziran xing quan cai neng mianmian
bu duan huanhuan xing quan, shi ru ying xuan (huajing gongli)
ding ru xiongxing (gangjing zida).

练发劲不等于强劲猛力，丹田发劲。
全身无拙力。目的是使骨节松开，劲才有弹性，
这才是放松的发劲。内气顺达各部位。
这样拳形也自然，自然行拳才能绵绵
不断缓缓行拳，势如鹰旋(化劲功力)
定如熊形(刚姿达)。

("allenare *fajing* non equivale a [esprimere] forza bruta, bensì a [esprimere] *fajing* dal *dantian)*.

In tutto il corpo non vi è goffaggine. L'obiettivo è far sì che le giunture si rilassino aprendosi, allora la forza acquista elasticità, questo allora è il *fajing* [indotto] dal rilassamento. Il *neiqi* vi si adatta e arriva ovunque. Questa forma di boxe è naturale, e attraverso la naturalezza è possibile eseguirla lentamente e morbidamente senza interruzioni; la forza [in movimento] è come un'aquila che volteggia (forza *huajing*), da fermi è come l'orso (si realizza *gangjing)*").

Jing o *pengjing* può indicare la forza presente in forma potenziale nel movimento, e *fajing* ("emettere la forza") indica la sua espressione, il suo uso pratico attraverso una tecnica specifica; essa deriva dal rilassamento di tutto il corpo che si muove in maniera continua e senza interruzioni, le giunture si "aprono" ed essa viene emessa dal *dantian* in maniera elastica. Quando il corpo è in movimento ha la natura dell'aquila che volteggia, che fluttua nell'aria, ed esprime *huajing* ("la forza che cambia"), cioè la possibilità, entrando in contatto con la forza avversaria, di seguirla deviandola, senza opporre né fuggire, per poi poter volgere la situazione in modo da assumere, similmente all'orso eretto, una posizione stabile che consenta di emettere la forza, descritta anche come *gangjing* "forza dura" (diversa dal *gangjing* degli stili esterni), chiamata così non per la rigidità del corpo, sempre rilassato, ma per come viene percepita dall'avversario.

Il corpo, al momento dell'emissione, assume una postura stabile (non statica) simile all'orso, in quanto si ferma impercettibilmente per una frazione di secondo come effetto della vibrazione che emette la forza all'esterno.[74]

Secondo Feng Zhiqiang la vibrazione è generata dallo *yi* che, focalizzandosi in un punto preciso, mette in moto il *dantian* il quale genera la forza. Questa forza viene anche chiamata "forza di scuotimento" (*doujing*); più alto è il livello del praticante, minore è lo scuotimento, e maggiore è la forza emessa. Feng aggiunge che Chen Fake sottolineava l'inutilità di far vibrare il corpo in maniera vistosa ed energica perché non produceva potenza e disperdeva energia.

La fase di emissione della forza dal *dantian* alla periferia corrisponde ad una tensione generata dalla vibrazione del corpo unificato e rilassato, ed è seguita da una fase di rilassamento, ritorno ed accumulo della forza nel *dantian*.

La fase finale della tecnica, *daowei*, corrisponde alla fase di tensione ed emissione, a cui segue il rilassamento che genera la tecnica successiva.

Nella forma antica dello stile *Yang* e nella forma "classica" del metodo di Dong Yingjie, in fase di accumulo della forza che precede l'emissione si rallenta leggermente il movimento, e l'emissione è soltanto accennata con l'arresto del corpo per una frazione di secondo (in realtà non vi è interruzione nel flusso del *qi*); ciò trattiene l'energia all'interno e pone l'accento sull'uso di *yi* per muovere la forza interna , anziché sulla dispersione del *qi* attraverso un'azione muscolare.La fase successiva all'emissione è caratterizzata da un movimento più fluido, leggermente più veloce (l'aquila); la continua alternanza tra rallentamento in *daowei* e fluidità nelle transizioni tra le posture conferisce ritmo e agilità, *qingling* 轻灵, che prepara all'esecuzione rapida della forma.

Yang Chengfu infatti dice: "il *taijiquan*, nel suo aspetto marziale, è morbido all'esterno e duro all'interno. Se cerchiamo costantemente di essere morbidi all'esterno, dopo molto tempo otterremo naturalmente la durezza all'interno.Non dobbiamo pensare alla durezza, in realtà la nostra mente si focalizza sulla morbidezza. La difficoltà consiste nell'essere duri all'interno contenendo l'espressione della durezza all'esterno."[75]

Nella maggior parte degli stili *Yang*, invece, eseguendo la forma "classica" i movimenti devono essere assolutamente regolari, continui e uniti, privi di cambi di ritmo; questa può essere considerata la fase preliminare, che può durare molti anni, per stimolare il flusso del *qi* del corpo e promuovere la salute, preludendo all'uso di *yi* e della forza interna.

Nello stile *Chen* il ritmo e l'agilità sono dati da un'esecuzione leggermente più veloce della forma *Yang* dove la fase di emissione è caratterizzata da esplosioni di forza vere e proprie, eseguite con tecniche a distanza media e lunga.; per le tecniche a distanza corta (prevalenti nel *taijiquan*) senza emissione, è comunque previsto un rallentamento in fase di *daowei*, senza interrompere il movimento.

> *chu jing shi yao xian song hou jin.*
> *songjin – kaihe xuyao.*
> *qingling yao linghuo, dingxing shi yao man,*
> *bianhua shi yao kuai, zuodao kuaiman jiehe.*
> *jiao xushi fenming, jiu shi jiaofa yao linghuo.*
> 出劲时要先松后紧。
> 松紧 - 开合需要。
> 轻灵要灵活，定型时要慢。
> 变化时要快，做到快慢结合。
> 脚虚实分明，就是脚法要灵活。
> ("Quando si emette la forza [bisogna] prima rilassare poi tendere.
> Per rilassare e tendere - bisogna aprire e chiudere.
> L'agilità deve [corrispondere a] vivacità, quando si fissa [la postura] si deve rallentare, quando si cambia si deve velocizzare, sino a combinare velocità e lentezza).

Nelle gambe distinguere chiaramente il vuoto dal pieno, cioè l'uso delle gambe deve essere vivace.")

Kaihe, kuaiman, songjin, xushi, sono diverse espressioni dell'armonizzazione di *yin* e *yang* nell'esecuzione dei movimenti.

Sin qui si e' parlato unicamente della pratica individuale: la mente esegue le posture nella direzione prevista, coordina il corpo che interagisce con funzioni involontarie quali la respirazione e l'attività delle ghiandole endocrine, armonizzando il flusso di *qi* fino a trasformare l'individuo. L'espressione esteriore di questo lavoro è il *jing*, provocato dalla mente attiva.

In questa fase non si tiene conto di cio' che accade all'esterno, e' una costruzione del calderone alchemico, ben sigillato, in cui alcuni elementi vengono isolati e dinamizzati per fondersi all'interno.

Prima di esaminare come ci si rapporta a una forza esterna e come ci si può armonizzare ad essa risolvendo un contrasto, esaminiamo le espressioni fondamentali della forza, che caratterizzano il *taijiquan*.

Vi sono 8 tipi fondamentali di *jing*, che sono associati agli 8 trigrammi. Il maestro Ge Yunqing dice che la relazione tra gli 8 *jing* e gli 8 trigrammi *bagua* 八卦 non consiste in una corrispondenza vera e propria, bensì nel processo di generazione che dal *taiji* conduce alle due matrici *yin* e *yang*, da questi ai 4 simboli *sixiang* 四象, per arrivare agli 8 trigrammi. Nel *taijiquan*, dall'interazione di *yin* e *yang* si generano le 8 matrici essenziali del *jing*, "archetipi" della forza: *pengjing; lujing* 劲 ("forza del ritirarsi ruotando", attirando l'avversario nel vuoto); *jijing* 挤劲 ("forza del premere", come una sfera che rimbalza incontrando la forza dell'avversario); *anjing* 按劲 ("forza dello spingere", intesa non in senso fisico; è una forza che sale come un'onda del mare e che riempie il più piccolo spazio); *caijing* 采 劲 ("forza del prendere e tirare", usando la forza dell'avversario afferrarlo dolcemente per fargli perdere l'equilibrio senza che se ne accorga); *liejing* 劲 ("forza che divide", assorbire per separare la forza avversaria lungo due spirali opposte, disperdendola); *zhoujing* 肘劲 ("forza del gomito", forza di tutto il corpo che come una sfera rotola esprimendo la forza dal gomito); *kaojing* 靠劲 ("forza della spalla", a distanza ancor più ravvicinata si esprime la forza attraverso la spalla, con tutto il corpo). I primi 4 , in quanto *jing* principali, sono associati alle 4 direzioni, i secondi 4 , in quanto secondari, sono associati ai 4 angoli.

Nello stile *Chen* i primi 2 *jing*, *pengjing* e *lujing* sono associati alla modalità di espressione della forza chiamata *changsijing* 缠丝劲 ("la forza avvolta come un filo di seta"); essa indica la forza a spirale che attraversa il corpo nel movimento, ben visibile nei gesti ampi e avvolgenti dello stile *Chen*, e deve essere continua e armonica come "lo srotolare la seta da un bozzolo". Se il coordinamento di tutto il corpo viene meno, le spirali di forza si interrompono, e il filo di seta che rappresenta il *jing* si "rompe".

La forza *chansijing* presenta due fasi: *shun chansijing* 顺缠丝劲, in senso "normale", che si srotola come una vite verso l'esterno sino alle dita, associata a *pengjing; ni chansijing* 逆缠丝劲, in senso "contrario", che si arrotola verso l'interno, il *dantian* e il terreno, associata a *lujing*.

Questa descrizione della forza corrisponde alle fasi *kaihe*.

Il *chansijing* è presente anche nella pratica dello stile *Yang* ma non è così evidente nei movimenti esterni, è più interiorizzato.

Si è accennato al rapporto tra il corpo, che esprime una forza elastica potenziale, e il contatto con una forza esterna opponente; infatti una volta acquisito un buon coordinamento di mente, corpo e respiro, attraverso il movimento viene introdotto il lavoro a coppie per lo sviluppo di *tingjing* 听劲 ("la forza che ascolta"), dove non e' la mente che si mette in ascolto con i sensi ordinari, bensi' dovrebbe essere il corpo unificato che "ascolta", in modo che ogni sollecitazione informi istantaneamente tutto il corpo, dalla periferia al centro e dal centro alla periferia.

Tingjing, in generale, è una qualità sviluppata attraverso esercizi progressivi di "spinta con le mani" (*tuishou*), eseguiti con un compagno, dal semplice al complesso, lenti e veloci, che consentono di adeguarsi alla forza avversaria con il movimento di tutto il corpo.

Yang Chengfu riferisce a Chen Weiming che *tingjing* è la capacità di sentire la forza, la direzione e la lunghezza dell'energia in arrivo; dapprima si pratica con le braccia, poi con l'intero corpo[76].

Esprimendo le posture della forma situazioni complesse, con combinazioni a volte di *jing* diversi, è necessario isolare nel lavoro a coppie le singole situazioni, per sviluppare le singole qualità.

I principi fondamentali da acquisire nel lavoro di ascolto della forza sono *zhan* 粘 ("aderire"), *nian* 黏 ("incollarsi"), *lian* 联 ("legare"), *sui* 随 ("seguire"); essi descrivono le modalità del contatto con l'avversario e non possono essere separati l'uno dall'altro.

Zhan rappresenta la capacità di aderire sfruttando la forza di rimbalzo dell'avversario per portarlo verso l'alto, senza afferrarlo, togliendogli le "radici" e squilibrandolo; *nian* è la capacità di incollarsi in modo che l'avversario non possa né trovare un varco per attaccare, né liberarsi; *lian* è il principio di legarsi alla sua forza d'attacco, senza opporre resistenza, per mantenere il contatto; *sui* è il principio di seguirlo quando si ritira per poterlo travolgere come un'onda di riflusso.

Presa confidenza con gli esercizi base per lo sviluppo di *tingjing*, diversi a seconda della scuola, si lavora in coppia sul citato *huajing*, sempre attraverso situazioni semplici e progressive che consentono, attivato *tingjing* a contatto con l'avversario, di aderire, incollarsi, legarsi, seguire la sua forza e istantaneamente cambiarla a nostro vantaggio, cioè scardinare la sua struttura per respingerlo, immobilizzarlo o colpirlo. Dice il maestro Zhang Yongchang:

yin jin luo kong. He ji chu
引进落空。合即出。
("far entrare [la forza avversaria] far cadere nel vuoto, unirla [alla pro-
pria] e immediatamente farla uscire").
Zhi you zai pohuai duifang pingheng de zhuangtai xia,
cai neng zuodao siliang bo qianjin.
只有在破坏对方平衡的状态下，才能做到四两拨千斤。
("solo se rompi l'equilibrio dell'avversario puoi con sole 4 once sollevare
1000 libbre").

Queste due qualita', *tingjing* e *huajing*, e i quattro principi del contatto, consentono di applicare nel lavoro a coppie i movimenti della forma, che vengono studiati singolarmente nelle loro possibili varianti.

Il principio strategico del *taijiquan* e' la chiusura della distanza di combattimento per poter entrare in contatto, cioè l'uso dell'ascolto della forza per lasciar avvicinare l'avversario, fino a intercettare l'attacco e adattare la nostra reazione alla sua intenzione, forza e azione.

L'obiettivo è comprendere (*dongjing* 懂劲, "la forza che comprende", forza sottile che rappresenta l'evoluzione di *tingjing*) la sua intenzione attraverso l'ascolto del suo *jing,* assorbire la sua forza scaricandola a terra attraverso il *dantian*, utilizzare la reazione del terreno (principio fisico di azione e reazione), e, modificando la geometria del nostro corpo sulla base della percezione del "pieno" e del "vuoto" nel corpo dell'avversario, cambiare (*hua*) la sua forza iniziale, e restituirla potenziata della nostra reazione elastica, per scardinare il suo equilibrio.

Rotta la continuità tra la sua forza, il suo *dantian* e il terreno, è possibile aggiungere soltanto "4 once" di forza alle "1000 libbre" di forza assorbite per ottenere un effetto tale da respingerlo senza possibilità di resistenza.

La controreazione dell'avversario è resa ardua dal fatto che l'assorbimento della sua forza corrisponde già a uno squilibrio, è come "farlo cadere nel vuoto", in quanto la "pienezza" del suo attacco incontra il *tingjing* del difensore, che "svuota" il corpo, secondo un movimento le cui linee di forza hanno una risultante centripeta fino al *dantian* e a terra. La forza viene così assorbita e per reazione si produce una forza centrifuga che si propaga all'esterno verso l'opponente.

Questo processo viene appreso attraverso l'esercizio del *tuishou*, che lentamente consente di comprendere come la forza scorra linearmente lungo le fasce del corpo, secondo un percorso a spirale; gradualmente la reazione viene poi velocizzata sino a che si trasforma la modalità di espressione della forza.

Ad un livello successivo infatti, il movimento evolve e vi è un contatto diretto di *yi* sul *dantian* e quindi sulla forza; la reazione e la trasformazione diventano istantanee. Allo stesso modo si può intervenire direttamente sullo *yi* dell'avversario.

Con la trasformazione della forza il movimento da lineare diventa "sferico", la spirale viene allora interiorizzata, i movimenti e la forma diventano meno ampi e più compatti, e le 2 fasi *pengjing* e *lujing* coesistono; le fasi di accumulo ed espressione sono contemporanee, nel senso che istantaneamente da una scaturisce l'altra.

L'aspetto "non violento" ed "ecologico" del *taijiquan* è evidente; nello scontro non si ha nessuna volontà di offendere, ci si conforma all'azione avversaria e, rispettando leggi naturali, con economia di movimento, si respinge l'attacco squilibrando l'avversario, che può essere proiettato lontano o immobilizzato senza ferite rilevanti. Se l'ostinazione dello stesso lo spinge a continuare il conflitto, forzando una situazione di armonia ristabilita fino alle estreme conseguenze, la sua volonta' di offesa semplicemente gli si ritorce contro in maniera proporzionale.

La pratica del *tuishou* non e' solo una serie di sequenze codificate di spinta eseguite lentamente, bensì è uno strumento indispensabile che attraverso semplici situazioni non codificate, lente e veloci, di spinta e di percussione leggera, consente di sviluppare e sperimentare *tingjing* e *huajing*, e di verificare l'opportunità dell'uso del *fajing* (che non viene espresso nella sua piena potenza per non ledere il compagno di pratica, l'esplosione di forza si tramuta appunto in una spinta o in una leggera vibrazione).

La fusione di queste forze nell'individuo, più che le singole tecniche, consentono, in una situazione reale di combattimento, di:

sui ji ying bian
随机应变
("Adattarsi alle circostanze").

A questo punto si puo' definire cio' che viene chiamato *yangshen taijiquan* (taijiquan per "nutrire il principio vitale"). Da alcuni viene inteso con accezione dispregiativa indicando la semplice esecuzione dei movimenti di *taijiquan* come ginnastica al rallentatore, senza cognizione di causa; da altri, compresi i maestri intervistati, viene inteso come una pratica coerente allo sviluppo del *qi* e del *jing* 劲, ma che non esprime appieno il potenziale marziale, senza quindi l'allenamento specifico relativo allo sviluppo della forza per il combattimento, e indica un metodo rivolto a persone adulte, anziani, o con problemi di salute che non consentono una pratica completa.

Il maestro Ge Yunqing ritiene che sia fondamentale non solo la pratica dei movimenti concatenati utili allo scorrere del *qi*, ma anche l'allenamento al *fajing* effettuato attraverso l'esecuzione esplosiva di tecniche singole ripetute, unito ad esercizi con attrezzi, come il bastone pesante usato dal maestro Chen Fake, patrimonio anche della scuola *Yang* (viene infatti usato anche dal maestro Yan Guangzhong). Gli esercizi come il far vibrare una lunga asta, o muovere la zona della vita tenedo una sfera pesante, o eseguire posizioni statiche con dei pesi, ad esempio, servono a estendere la percezione del proprio corpo e ad acquisire una condizione di rilassamento associata ad una particolare estensione muscolare e tendinea. Tutto ciò consente di adattare il corpo e soprattutto l'uso dello *yi,* a sollecitazioni quasi estreme, a situazioni di grande stress psicofisico, preparandolo al combattimento. Anche gli esercizi di *tuishou* e le applicazioni marziali delle posture possono essere eseguite con modalità e intensità diverse a seconda del grado di abilità da acquisire. Gli stili esterni abbondano di esercizi per rafforzare il corpo e per sviluppare qualità "speciali" ma, come sottolinea il maestro Feng Zhiqiang (esperto di metodi esterni che ha poi abbandonato in favore dei metodi interni), solo attraverso il rilassamento e lo sviluppo di *yi* può emergere la vera forza interna. Nelle arti interne qualsiasi pratica mira essenzialmente a generare un flusso abbondante di *qi* in un corpo rilassato che gradualmente acquista elasticità e, di conseguenza, forza elastica. Risulta quindi fondamentale subordinare la pratica di potenziamento allo sviluppo armonico del *qi*, bilanciando il *jinggong* con il *donggong*, l'aspetto *yangshen* con l'allenamento al *fajing* e al combattimento. Tutti grandi maestri del passato si sono sempre allenati molto duramente abbinando un lavoro fisico estenuante al limite delle possibilità umane, con una disciplina dello spirito altrettanto rigorosa, sottolineando da un lato i rischi di una pratica scorretta, dall'altro adattando il metodo alla condizione e capacità del singolo allievo.

Ai fini di una maggiore comprensione del processo di evoluzione della metodologia del *taijiquan* da arte per guerrieri professionisti a disciplina salutistica marziale moderna, è interessante osservare l'evoluzione metodologica dei due stili principali, lo *Yang* ed il *Chen,* secondo l'insegnamento dei due eredi della trasmissione familiare che hanno aperto al pubblico l'insegnamento (prima rigidamente regolato da rapporti di filiazione), i grandi maestri Yang Chengfu e Chen Fake. Si metteranno inoltre in rapporto i loro metodi con gli altri principali metodi degli stili *Yang* e *Chen.*

LA TRASMISSIONE NELLO STILE *CHEN*

Il maestro Chen Fake si reco' a Pechino nel 1928, dove visse fino al 1957, e dove inizio' a diffondere il proprio stile ottenendo una certa fama tanto da essere definito "il più onorevole e rispettato nel mondo del combattimento"[78]. Progressivamente modifico' la forma precedente mantenendo sostanzialmente intatta la sequenza, rendendo i movimenti più ampi e circolari per favorire lo scorrere del *qi* sin dalle fasi iniziali, esteriorizzando maggiormente il movimento a spirale, ma cio' non venne fatto a scapito dell'applicabilità delle tecniche e della complessità dei movimenti. L'obiettivo primario era comunque l'efficacia marziale.

Questa interpretazione venne chiamata *xinjia*, in rapporto alla *laojia* praticata al villaggio Chen, e nella sua versione definitiva venne diffusa in tutta la Cina dal figlio di Chen Fake, Chen Zhaokui.

In realtà la forma *loajia*, presenta dei movimenti meno espansi, dove il movimento a spirale non è così evidente come nella versione di Chen Fake (per citare il maestro Zhou Weijun).

Feng Zhiqian dice che ciò che insegnava Chen Fake era in realtà l'espressione originale e pura dello stile Chen (certo interpretato secondo la natura di Fake) e che la *laojia* di Chenjiagou in realtà non è coerente con i principi del *taijiquan*; è un'espressione della decadenza dell'arte nel villaggio.

Anche il maestro Zhang Yongchang sembra pensarla in questo modo, attribuendo comunque la responsabilità alla capacità di comprensione del singolo praticante; ognuno infatti apprende in maniera diversa, ha una struttura psicofisica diversa, e rielabora quindi in maniera diversa. Ci sarebbero tanti stili quanti sono gli uomini, e la comprensione non è un fatto esteriore; anche se fosse esteriorizzabile attraverso i movimenti, sarebbe visibile da chi a sua volta avrebbe raggiunto un certo grado di comprensione.

Caratteristiche della forma in comune a tutte le versioni dello stile *Chen* sono:

Chenshi taijiquan diyilu yi xujing huajing weizhu.
Fajing weifu.
陈式太极拳第一路以蓄劲化劲为主。
发劲为辅。
("Nella prima forma dello stile Chen di taijiquan di solito [si usa] principalmente *huajing*. *Fajing* come supporto").

Dierlu yi tiaoyue, fajing weizhu.
第二路以跳跃，发劲为主。
("Nella seconda forma di solito [si usano] principalmente balzi e *fajing*").

La seconda forma dello stile *Chen*, *paochui*, considerata avanzata, è veloce e ricca di colpi, pugni, balzi, tecniche esplosive, e probabilmente costituisce il bagaglio originario dello stile *Shaolinpaochui* praticato anticamente dalla famiglia, rivisto alla luce del *neijiaquan,* presente con certezza nelle pratiche dei *Chen* a partire dall'inizio del XIX secolo.

Infatti il maestro Feng Zhiqiang pensa che si possa parlare di *taijiquan* soltanto da Chen Chanxing in poi, ritenendo vano ogni tentativo di attribuzione e ricostruzione delle pratiche precedenti.

La *laojia* e la *xinjia* di Chen Fake sono due varianti dello stesso metodo, la *dajia*; come accennato nel capitolo sulla storia del *taijiquan* le due scuole dello stile Chen sono la *dajia* e la *xiaojia*. La *xiaojia* presenta dei movimenti più compatti e alcune tecniche che la caratterizzano, ma abbiamo visto che la compattezza può esser vista come una interiorizzazione dello stesso movimento, coerentemente agli stessi principi. Infatti nella scuola *xiaojia* a livello base si espandono i singoli movimenti per comprenderne la dinamica corretta, e nella dajia i movimenti naturalmente si trasformano con la pratica. Nello stile *Zhaobao*, derivato dallo *xiaojia*, si pratica sia la *dajia* che la *xiaojia*. Il maestro Zhang Yongchang dice:

cong daquan dao xiaoquan, cong xiaoquan dao meiyouquan
(kanbuchuquan)
从大圈到小圈，从小圈到没有圈（看不出圈）
("dal grande cerchio al piccolo cerchio, dal piccolo cerchio all'assenza di
cerchio (cerchio non visibile)").

Riepiloghiamo ora gli elementi che caratterizzano la pratica della scuola *Chenxinjia*. La pratica è incentrata su movimenti ampi e circolari che esprimono il movimento a spirale nella massima lunghezza strutturale del corpo, il piano laterale, facilitandone l'apprendimento. La padronanza del movimento a spirale richiede precisione, lentezza e continuita' nell'esecuzione della forma.

Il movimento a spirale si colloca a meta' strada tra il movimento esterno, forzato, ed il movimento che scaturisce dall'interno; infatti e' un movimento coordinato dai muscoli ma in accordo alle leggi fisiche che regolano il movimento nel corpo, le quali, ottimizzate, attivano la trasformazione dell'interno.

Parallelamente vengono praticate tecniche fondamentali per l'esercizio delle posizioni e di tecniche esplosive (*jibengong*基本功, "esercizi fondamentali"), movimenti a frusta che preparano il corpo a sopportare le sollecitazioni del movimento unificato, che si esprimera' come *faijing* (fase di costruzione della "struttura interna" tipica dell'arte marziale interna). Non si isola la tensione di tutto il corpo in fase di emissione, quanto si fa vibrare il corpo come una frusta; la focalizzazione del bersaglio fa convergere in un punto le spirali del corpo, che si tende per un istante. Nella prima forma vi sono alcuni movimenti esplosivi che sviluppano la continuità nell'alternanza di lentezza e velocita', morbidezza e durezza.

Parallelamente si praticano esercizi di *zhanzhuang*, e si esercita il respiro in posizione statica o in posizioni singole della forma.

A un certo punto viene introdotto il *tuishou*, poi la forma veloce *paochui*, l'uso delle armi ed esercizi propedeutici al *sanshou* 散手("disperdere le mani", indica il combattimento libero).

Le applicazioni della forma vengono studiate su tecniche singole per comprendere il corretto utilizzo della forza e poi vengono applicate in un contesto semilibero o libero. Vengono considerate secondarie o marginali eventuali sequenze codificate di applicazioni; il *jing* si studia nella forma, poi si utilizza liberamente.

LA TRASMISSIONE NELLO STILE YANG

La famiglia Yang risiedeva a Pechino dal tempo in cui Yang Luchan si trasferì nella capitale per istruire i principi , le truppe speciali e le guardie del corpo dell'imperatore. L'insegnamento era severamente regolato dal rapporto maestro-discepolo, ma Yang Luchan con i figli cominciò ad insegnare anche in alcuni circoli nobiliari ed associazioni di Pechino, semplificando in senso salutistico la metodologia di esecuzione; Yang Chengfu completò l'opera diffondendo instancabilmente il *taijiquan* in tutta la Cina.

Nel suo lavoro di insegnamento pubblico, modificò progressivamente la pratica semplificando la forma, eliminando ulteriormente i *fajing* e le modalita' propedeutiche ad essi, processo già avviato a partire da Yang Luchan; inoltre anch'egli, come Chen Fake, "arrotondò" i movimenti per facilitare in fase d'apprendimento lo scorrere del *qi*, sottolineando l'importanza di promuovere la salute oltre al combattimento; adattò la forma alle esigenze di massa nel mutato contesto sociale. Nei suoi viaggi al sud si rese conto che il *taijiquan* poteva essere utile per rinvigorire la salute di persone con malattie croniche, che non possono esercitare il *gong fu* propriamente detto.

Ai suoi discepoli più stretti sembra sia stato ordinato di insegnare a loro volta in pubblico solo ciò che rientrava nel nuovo metodo, da qui la divulgazione unanime della cosiddetta "forma classica", consacrata nel libro del maestro Fu Zhongwen come "forma *Yang* in 85 posture"[77]; il conteggio può variare leggermente ma la struttura è la stessa: inizialmente la forma consisteva in 81 tecniche, poi fu modificata nel conteggio in 85; nel metodo insegnato dal figlio di Yang Chengfu, Yang Zhenduo, i movimenti sono 103, nel libro di Chen Yanlin del 1920 sono 105, lo stesso Fu Zhongwen portò poi il conteggio a 108; pur rimanendo la stessa sequenza, alcune ripetizioni vengono contate, altre no, ed alcune tecniche possono comporsi di più movimenti utili o meno ai fini del computo finale. Sembra che anche lo stile *Yang* avesse ereditato il *paochui*, reinterpretandolo; ma non risulta che sia stato trasmesso sino ai giorni nostri. In ogni caso anche lo stile *Yang*, nella trasmissione familiare prima della diffusione al pubblico, prevedeva una propria forma avanzata veloce ricca di *fajing*. Ai discepoli avanzati il maestro Yang Chengfu insegnava una forma veloce di 59 posture che non ha però diffuso pubblicamente, e nemmeno è stata divulgata dai suoi eredi dopo di lui.

Nel metodo del fratello di Yang Chengfu, Yang Shaohou, oltre a praticare la *dajia* è presente un'altra forma veloce e "piccola", che sembra derivi dallo zio Yang Banhou (questa forma sarebbe anche praticata, con alcune modifiche, come forma veloce dello stile *Wu* 吴). Egli, come detto al capitolo precedente, sosteneva la necessità di praticare movimenti ampi per poi ridurli naturalmente di ampiezza coerentemente con la trasformazione del *qi*.

Nella scuola del maestro Dong Yingjie è presente una forma veloce avanzata derivata da quella insegnata da Yang Chengfu, arricchita dalle personali esperienze del maestro Dong.

È importante rilevare che sia Dong Yingjie che Chen Weiming riferiscono di aver appreso da Yang Chengfu la *dajia* e la *xiaojia*.

Nel metodo di Dong Yingjie, infatti, lo studio della *dajia* evolve nello studio della *xiaojia*, che evolve poi nello studio della forma *Wu*[78] 武 (che deriva dallo stile *Zhaobao* e dallo *Yang* di Yang Luchan) di Li Xiangyuan, considerata ancor più compatta e avanzata, per quanto riguarda l'uso del *qi* e di *yi*; si evince quindi la corrispondenza tra le diverse evoluzioni dello stile Chen antico, che sembra sottendere un processo evolutivo comune ed una complementarietà degli stili.

Nel primo luogo dove probabilmente Yang Chengfu insegno' in pubblico, a Shanghai, prima di codificare la forma "classica" insegnò la *laojia* ad alcuni discepoli, attraverso Dong Yingjie, suo assistente.

La forma "classica" *Yang* rappresenta una versione "telescopica", quindi in parte semplificata e arrotondata, della precedente forma eseguita in gioventù da Yang Chengfu, chiamata da alcuni *laojia;* questa infatti e' più lunga, presentando all'interno della sequenza numerosi colpi e tecniche direttamente applicabili con *fajing*, che la rendono più simile al *Chen*, eliminati nella versione classica; inoltre l'esecuzione della forma *Yang laojia* prevede 3 modalità di esecuzione: lenta e continua, per la stimolazione del *qi*; veloce con ritmo sostenuto per esercitare *qingling*, l'agilità; ed una con evidente alternanza di tensione e rilassamento, esprimendo *fajing*.

Ad un livello avanzato viene poi eseguita con *suibu*, cioè con passi liberi, adattando i passi alle situazioni di combattimento immaginate.

Nella scuola di Hong Kong, fondata dal figlio e assistente di Yang Chengfu, Yang Sauchung, si e' mantenuta una trasmissione completa divisa in livello essoterico ed esoterico, dove per i discepoli interni sarebbe prevista una progressione dalla *dajia* alla *zhongjia* (la "forma media" di Yang Jianhou citata nel capitolo 2) e *xiaojia*, compresa la *laojia*, la forma veloce ed altre tecniche del bagaglio di famiglia.

Ciò testimonia come nel metodo classico certe cose possano essere viste come semplificate, didatticamente mirate od occultate.

Lo *Yang* classico e' la forma piu' diffusa di *taijiquan* da cui poi sono state tratte le forme moderne codificate dal governo cinese, che ricalcano lo stesso fine salutistico e la modalita' di esecuzione rilassata e continua.

Riepiloghiamo ora le caratteristiche della *laojia*, insegnata dal maestro Yan Guangzhong. L'aspetto piu' evidente e' l'alternanza di tensione e rilassamento in ogni tecnica. La forma e' piu' compatta rispetto a quella *Chen*, lavora sul piano longitudinale, la minima lunghezza strutturale, dove e' meno esteriorizzabile il movimento a spirale, che e' una conseguenza del corretto allineamento delle varie parti, cioe' "emerge" in una fase successiva a quella iniziale. La continuita' si realizza nell'alternanza di tensione e rilassamento e la forza progressivamente si raffina.

Anche qui il *zhanzhuang* riveste una grande importanza , ma l'esercizio fondamentale e' il *qiluogong* 起落功 ("lavoro sul salire e scendere" – dell'energia): una semplice pratica a piedi fissi, trasmessa da Yang Chengfu, per rinforzare le gambe e padroneggiare la tensione alto/basso, attraverso cui il *qi* entra negli arti. I movimenti corrisponderebbero al percorso della grande circolazione celeste (*dazhoutian*).

Al *qiluogong* si accompagna il *taijigong*, esercizio che estende la tensione nella direzione avanti/indietro attraverso una spinta a piedi fissi. Questa tecnica e' praticamente onnipresente nella forma abbinata allo spostamento dei piedi.

Successivamente, come gia' detto, la forma evolve in diverse modalita', parallelamente vengono introdotti esercizi di *tuishou*, sia "duro" per rinforzare la struttura tendinea e sviluppare *gangjing*, sia morbido, per sviluppare *tingjing* e *huajing*; poi queste qualita' vengono riversate nella applicazione in combattimento di singole tecniche della forma; poi si studiano le armi, e si affronta il combattimento libero.

Vengono considerate secondarie o marginali eventuali sequenze codificate di applicazioni; anche in questo metodo il *jing* si studia prima nella forma, poi si utlizza liberamente.

Il metodo dello *Yang* "classico" presenta invece le seguenti caratteristiche: il rilassamento e la "rotondità" dei gesti sono gli aspetti piu' evidenti. In linea teorica, il metodo va dal morbido al duro, per poi raffinare ulteriormente. Si inizia studiando la forma rilassata, lenta e continua, per lo sviluppo del *qi*, affinche' affondi nel *dantian* e riempia i 4 arti, fino ad emergere come *jing*; i movimenti sono piu' facili da apprendere, più rotondi e meno impegnativi fisicamente rispetto alla *laojia*; il movimento a spirale non è evidente, è interno, ma emerge con il corretto allineamento dinamico del corpo.

Nelle tecniche rettilinee conservate non viene eseguita la fase finale, che prevede tensione di tutto il corpo in particolare del polso, testa e lombi; infatti non vi sono presenti le oscillazioni del tronco che seguono la tensione massima verso l'alto e preludono alla stessa nella tecnica successiva, e per conferire maggior continuita' le mani si fermano alla fase precedente l'emissione della forza (che conferirebbe alla mano la forma "a coppa") mantenendo "il polso della signora di giada" (così definita dal maestro Zheng Manqing), cioè senza mai tendere il polso, e tenendo le dita leggermente estese. Cio' fa intuire il movimento a spirale e segna una continuita' metologica con la forma *Chen xinjia* (dove la tensione massima e' visibile solo come fermo-immagine dello "schiocco" del movimento a frusta), al punto da coniare per lo *Yang* classico il termine *Yang xinjia,* sottolineando ancora che tecnicamente la forma e' una semplificazione e dovrebbe prevede ulteriori evoluzioni a integrarla.

Parallelamente si amplia la percezione attraverso esercizi morbidi di *tuishou*, dopo di che, o si incrementa il bagaglio tecnico con applicazioni codificate, forme con armi ed esercizi vari, sempre eseguite lentamente per lo sviluppo del *qi* e della percezione (come avviene nella maggior parte delle scuole moderne), o si inizia un processo di raffinazione della forza, di rafforzamento della struttura tendinea e interna, e un approccio al combattimento che caratterizzano il percorso proprio del *taijiquan*. Cio' presuppone ad un certo punto una differenziazione netta nella formazione di chi, superato il primo livello di riequilibrio del corpo, intraprenda un lavoro intensivo marziale, dove vengano inseriti gli elementi sopradescritti, quali *zhanzhuang* in *mabu*, propedeutica al *fajing*, rafforzamento della struttura muscolare e tendinea, esercizi per lo sviluppo di *tingjing* e *huajing* in situazioni di combattimento e alla massima velocita', e un lavoro intensivo sulla forma in tutte le sue espressioni.

Abbiamo visto che nella trasmissione familiare originaria erano presenti differenti livelli di pratica a cui corrispondevano diverse modalita' di esecuzione della forma, ad altezze diverse di posizione, con ampiezze diverse nell'estensione degli arti superiori, modalita' avanzate della stessa tecnica a cui corrispondevano poi varianti personali e la scelta, ad un certo livello, della modalita' piu' consona alle qualita' del singolo, che poteva anche diventare la sua forma dimostrativa o cardine del suo insegnamento, il livello "visibile".

Inoltre, pur eseguendo cio' che preferiva, il singolo maestro decideva cosa occultare e cosa mostrare, retaggio questo della cultura tradizionale. Data anche la reticenza dei maestri, funzionale all'apprendimento, a mostrare e spiegare piu' di quanto sia attinente alla presente fase del percorso dell'allievo (il maestro Yan Guangzhong dice: "e' inutile spiegare all'allievo piu' di quanto non sia in grado di comprendere con il proprio corpo"), ecco che le diverse espressioni esteriori vengono identificate come stili diversi ignorando le intime trame che li legano. Infatti si puo' ipotizzare che i diversi stili possano essere non tanto forme diverse ma esteriorizzazioni di livelli diversi di espressione dei principi del *taijiquan*, scelti come modalita' di accesso, di apprendimento motorio, dal tal maestro, che prevede poi una evoluzione nella esecuzione delle stesse tecniche o tecniche avanzate; cio' potrebbe permettere di individuare delle matrici tecniche o delle modalita' di esecuzione base, risalendo a quelle che potrebbero essere le forme o la forma originaria, ma il compito e' arduo in quanto il presupposto per discernere all'interno dell'interpretazione del singolo maestro e' la padronanza dei principi nella progressione di uno stile, dopo molti e molti anni di pratica assidua; quindi cio' che ora si puo' rilevare sono delle affinità metodologiche, fondate sugli stessi principi, che testimoniano le possibilita' intrinseche del patrimonio comune del *taijiquan*, la cui ricchezza e' rappresentata proprio dalle diversita' espressive.

Cosi' come molti maestri consigliano la pratica combinata dei tre stili interni principali, *taijiquan, xingyiquan* e *baguaquan*, fermo restando la specializzazione in uno soltanto, a maggior ragione può essere utile la pratica combinata, comparata e coerente di più stili di *taijiquan*, con caratteristiche diverse ma complementari. Ciò potrebbe illuminare riguardo alla progressione originaria dell'arte individuando dei criteri per stabilire se un metodo sia in accordo con essa oppure sia parziale, o se si sia frammentato in forme tecniche incoerenti col percorso corretto.

太极拳 # Il Taijiquan

CAPITOLO 4

太极拳

TEORIZZAZIONE DELLE FASI EVOLUTIVE NELLA PRATICA DEL *TAIJIQUAN*

Nel capitolo precedente si è visto come l'arte del *taijiquan* presenti una sostanziale unità nel metodo generale, pur nelle differenze stilistiche, legate da un lato all'interpretazione dei singoli maestri capiscuola, dall'altro alla loro scelta didattica.

L'esigenza moderna di propagandare e diffondere il proprio metodo per scopi commerciali ha caratterizzato il *taijiquan* come una serie di stili separati gli uni dagli altri da percorsi tecnici diversi, incentrati sulla pratica di forme diverse, il cui fine pubblico non è più quello antico dell'efficacia reale in combattimento, né quello intimo legato a una trasformazione radicale dell'individuo (riservato a coloro che diventano discepoli), bensì una variegata sintesi di finalità igieniche, ludiche, estetiche, marziali, e di sviluppo delle qualità dell'individuo, non necessariamente aderenti alla tradizione originaria del *taijiquan,* e influenzati dal mutato contesto sociale.

Vista la natura dinamica dei principi cui il *taijiquan* si ispira e che lo spingono ad evolvere, in cosa risiede allora questa tradizione?

Il Maestro Wang Zhixiang sottolinea che, al di là dello stile, il metodo di pratica deve bilanciare il lavoro di base "esterno" con una progressione "interna" (*yinyang* nella pratica), e per fare ciò è essenziale lo studio e la comprensione dei principi taoisti.

Senza un maestro che abbia veramente compreso l'essenza e senza una pratica assidua è impossibile progredire.

Secondo il maestro Yan Gauangzhong, Yang Chengfu divulgò in pubblico solamente l'aspetto *yangsheng*, inerente alla coltivazione del *qi*, senza insegnare l'allenamento marziale della forza *jing*; tuttavia dice che la vera pratica *yangsheng* riguarda la trasformazione di *jing, qi, shen*, producendo di conseguenza la forza (anche se non "temprata" e non utilizzata ai fini dello sviluppo delle qualità del combattimento). Conclude dicendo che la diffusione di un *taijiquan* incompleto, inefficace, volto solo a un rilassamento vuoto, sarebbe imputabile alla scarsa competenza dei numerosi allievi di illustri artisti marziali, diventati sedicenti maestri.

Per ricercare l'essenza del *taijiquan* e testimoniare la situazione di degrado in cui le arti marziali si sono trovate nell'ultimo secolo è necessario citare il parere di uno dei più grandi maestri di stili interni della storia, Wang Xiangzhai 王乡斋 (1886-1963), conosciuto come il "Grande Riformatore delle arti marziali cinesi".

Egli studiò giovanissimo con il grande maestro di *xingyiquan* Guo Yunshen 郭云深 (1820-1901), diventandone il miglior allievo; alla morte di Guo vagabondò per più di 30 anni per tutta la Cina alla ricerca dei migliori combattenti, sfidando e scambiando conoscenze con i più rinomati esponenti delle varie arti marziali, in particolare delle arti interne. Nelle città in cui si fermò ad insegnare, soprattutto a Shanghai e a Pechino, combattè con molti campioni di boxe occidentali e di arti marziali giapponesi, uscendone sempre imbattuto.

Gradualmente operò una sintesi dei metodi studiati eliminando le forme e le tecniche prestabilite, per porre l'accento sugli esercizi *zhanzhuang*.

Questo metodo era l'eredità più importante trasmessagli in età avanzata dal maestro Guo, che riconduceva all'essenzialità e alla spontaneità del lavoro di sviluppo del *qi*, di *yi*, della forza interna e delle qualità istintive per il combattimento.

Integrò questo lavoro con le tecniche base dello *xingyiquan*, con i principi *zhan, nian, lian* e *sui* del *taijiquan*, con i passi e posture del *baguaquan* e con il *lichangong*[79] 立禅功 dello *Shaolinquan*.

Volendo tornare all'essenza del lontano passato dove non vi erano forme prestabilite e dove il lavoro era incentrato sullo *yi*, eliminò il termine *xing*, forma, dal suo stile originario, chiamando il suo metodo *yiquan* 意拳, "boxe dell'intenzione", chiamata anche "boxe spontanea", in quanto priva di rigidi formalismi tecnici.

Nel 1940 gli allievi coniarono l'appellativo di *dachengquan* 大成拳, "boxe del grande compimento", per celebrare, in seguito all'uscita di un libro del maestro, il compimento dell'opera di sintesi delle arti marziali cinesi.

Wang non era noto solo per la sua maestria nelle arti marziali ma anche per la sua saggezza e le sue virtù morali; dal 1940 si interessò sempre più alle applicazioni salutari e terapeutiche della sua arte, focalizzandosi ancor più sul *zhanzhuang*, ed il numero dei suoi allievi crebbe notevolmente.

Nel 1950 fu nominato vice-presidente della sezione arti marziali del Comitato per la Cultura Fisica della Cina, e nel 1958 venne iscritto all'albo dell'Istituto di Ricerca di Medicina Cinese di Pechino, lavorando e partecipando a progetti di ricerca in diversi ospedali; i risultati portarono all'utilizzo sino ai giorni nostri di queste pratiche nelle profilassi terapeutiche.

Per evidenziare il pensiero di Wang Xiangzhai sulle arti interne e sul *taijiquan* in particolare riportiamo alcuni passi dal suo libro *Yiquan zhengui* 意全真轨, ("il Percorso Corretto della Boxe dell'Intenzione"), in cui i riferimenti ai praticanti di boxe del suo tempo sono evidenti: "...l'etica pubblica del passato non è sopravvissuta nei tempi moderni; molti studenti si appassionano a cose bizzarre e non si rendono conto che la Verità non può essere trovata se non nelle attività quotidiane. Le persone normali la ignorano proprio perché è così a portata di mano. Trova quindi conferma il detto: "il *dao* non evita mai le persone, ma sono le persone che spingono il *dao* a evitarle". A differenza di coloro che vivono oggi, non cerco la fama. La gente si affanna e brama le cose senza cercare i fatti, inseguendo invano la notorietà. Chi cerca il denaro non studia né si fa domande: preferisce plagiare antichi testi immorali, usandoli come strumenti per guadagnarsi da vivere. Con quelle pagine piene di stupidaggini diventano volutamente misteriosi: prima come un miraggio frutto dell'immaginazione, poi come montagne elevate e sorgenti remote. Dal momento che costoro non hanno alcun tipo di legame o di relazione, anche se come allievi sono molto diligenti, brancolano sempre nella nebbia, poiché non riescono minimamente a distinguere il vero dal falso. L'ignoranza comune vuole che il *dao* di un saggio non possa essere raggiunto. Oh! Quando le persone votate al denaro s'incamminano lungo la via, come può prosperare il grande *dao*? Continuo a rimuginarci su a tarda notte, sospirando profondamente..."

"...Se basate il vostro allenamento sulla pratica ossessiva di forme di movimento e sequenze di boxe, inseguendo vanamente la bellezza di movimenti agili e rapidi eseguiti in maniera forzata, i pori di tutto il corpo si ostruiranno e la circolazione sanguigna si bloccherà..."

"...Dire che una certa tecnica dà origine a un'altra tecnica, e che una certa tecnica inibisce un'altra tecnica può apparire razionale ma, se analizziamo i principi della boxe, quando due mani entrano in contatto, come si può avere il tempo per pensarci? Prima guardi con i tuoi occhi, poi ci ripensi nella tua mente, e infine reagisci...non oso credere che ciò sia possibile..."

"..Anche se uno riesce a raggiungere il livello dell'azione non consapevole, con la mano o il piede che colpiscono il nemico prima ancora di rendersi conto di aver colpito, ancora non oso credere che quella persona sia in grado di sconfiggere il nemico. Chi valuta con il cervello, pensa con la mente e parla di trucchi, esercizi e sequenze di boxe, è solo un profano e non ha i titoli per parlare di boxe..."[80]

In un'intervista rilasciata nel 1940 a un quotidiano di Pechino, aggiunge:

"...Qual è, in effetti, il principio fondamentale della scienza del combattimento? Sono state formulate varie risposte a questa domanda, ma lo studio delle sequenze, delle forme di movimento e delle tecniche fisse, nonché la pratica assidua dei vari colpi, sono tutti aspetti superficiali della boxe, e, benché le sequenze e le forme di movimento siano state per lungo tempo molto diffuse, risultano in realtà assai dannose per le persone..."

"...Ho sentito spesso dire che *xingyi*, *taiji*, *bagua* e *tongbei* sono stili interni, ma poiché non so che origine abbiano le definizioni di "interno" ed "esterno", preferisco non commentare. Tuttavia, osservando i famosi maestri del passato, possiamo cogliere una parte del quadro d'insieme..."

"...Fra i maestri del *taijiquan* originale citerei senz'altro i fratelli Yang, Shaohou e Chengfu. Anch'essi sono miei vecchi amici, e di conseguenza so che questo stile ha una conoscenza effettiva della meccanica del corpo; va rilevato, tuttavia, che su cento praticanti a malapena uno ne afferra la vera essenza, e costui ne coglierà comunque un singolo aspetto, poiché gli elementi fondamentali della percezione intuitiva sono scomparsi molto tempo fa...ne consegue che, riguardo alla parte inferiore del corpo, non c'è nessuna vera forza di cui parlare. In origine questa boxe era composta da tre colpi, detti anche "tre tagli antichi"[81]; Wang Zongyue l'ha modificata in "tredici posizioni", in seguito diventate addirittura 150! È questa la causa principale del suo snaturamento. Se praticata per proteggere la salute, limita lo spirito e il valore del praticante, provocandogli disagio. Se praticata per combattere, danneggia le membra e il tronco della persona, trasformando il corpo in un'entità rigida e meccanica; inoltre, influisce negativamente sul sistema nervoso dell'allievo. In sostanza, non è altro che una perdita di tempo. Per quanto riguarda il metodo di allenamento...un pugno qui, una sberla là, un calcio a sinistra e un altro a destra: lo trovo pietoso e ridicolo. Durante un combattimento con un maestro, per favore non prendete in considerazione questo stile, a meno che l'avversario non sia rigido e lento; neppure i maestri di *taijiquan* potrebbero avere la minima possibilità di esprimere la propria tecnica. Gli abusi sono stati tali, che questa scuola rischia di diventare un'entità meramente formale, paragonabile a un manuale di scacchi. Negli ultimi trent'anni chi si è dedicato allo studio di questo tipo di boxe non ha saputo distinguere fra giusto e sbagliato (e se qualcuno ne è stato capace, non è riuscito a concretizzare le sue intuizioni). Per quanto riguarda gli allievi comuni, la maggior parte di loro usa le orecchie, anziché gli occhi. Oggi questa boxe è talmente decaduta da risultare inutile, ed è un vero peccato. Mi auguro che i membri migliori della scuola riescano a fare piazza pulita e a porre le basi per uno sviluppo più consono allo spirito originario[82]. Se i loro sforzi saranno coronati dal successo, avranno l'eterna gratitudine di tutti gli appassionati di boxe. Mi permetto di affermare che conosco approfonditamente il *taijiquan* e chi non è d'accordo con me protesti pure; soltanto i saggi sono in grado di capire. Ritengo, tuttavia, che chi ha saputo trarre profitto dallo studio del *taijiquan* concorderà con le mie parole e, leggendo questo articolo, non potrà fare a meno di sorridere..."

"...Le arti pugilistiche della nostra nazione versano in uno stato di confusione totale: le persone non sanno quale direzione prendere. A voler essere sinceri, è stata abbandonata l'essenza per trattenere solo la feccia..."

"...Il nostro popolo dovrebbe vergognarsi. Bisogna voltare pagina e ricollegarci alla sapienza antica. Chi altri può farlo, a parte noi? Malgrado l'insignificanza della mia persona, oso lanciare un appello affinché tale obiettivo sia perseguito da tutti..."

"...L'apprendimento nasce dal confronto, e la boxe non fa eccezione..."

"...Studiando e imparando le rispettive tecniche, le varie scuole potrebbero evitare litigi inutili e discorsi irresponsabili..."

"...Durante le dinastie Yuan, Ming e all'inizio della dinastia Qing, le scuole hanno raggiunto l'apice della loro popolarità. I praticanti erano numerosissimi, ma a causa della differenza di forza, tecnica e obiettivi, nonché del fatto che alcuni erano saggi e altri stupidi, la boxe si frammentò in varie scuole, ognuna delle quali rivendicava l'eccellenza del proprio metodo. Si tratta, in sostanza, dei cosiddetti stili attuali. Durante i regni di Kangxi e Yongzheng, della dinastia Qing (1662-1735), le armi da fuoco non erano ancora predominanti. Gli imperatori temevano che le arti marziali sarebbero state usate contro il governo e quindi decisero di eliminarle per il bene del Paese, facendo in modo che non risorgessero più. Per questo motivo incitarono i sudditi a tenere nella massima considerazione le arti civili e a disprezzare ogni aspetto marziale. Da un lato sostennero gli spadaccini volanti immortali e posero volutamente l'accento sul lato mistico, dall'altro elogiarono le sequenze e le tecniche fisse per stravolgere l'essenza delle arti marziali. Non si potè più far domande sulla via di mezzo[83] e sul grande *dao*; i governanti usarono l'opera e i libri di favole come strumenti di propaganda. Inoltre spinsero gli studiosi-burocrati a disprezzare i praticanti di arti marziali, peggiorando ulteriormente una situazione già grave. La tecnica precipitò a livelli pietosi: che tragedia! Per fortuna i nostri antenati riuscirono a tramandare in segreto la scienza del combattimento, tenendo accesa una fiammella di speranza. Sebbene, negli ultimi trent'anni[84], siano sorte palestre di allenamento in tutto il Paese, i risultati vanno in direzione opposta alle intenzioni: infatti, più si vogliono difendere le arti marziali, più se ne perde la vera essenza, poiché non si riesce mai a tornare sul sentiero giusto della scienza del combattimento. A dir la verità, imparare la boxe non è difficile, ma poiché il cervello della gente comune è imbevuto di favole, e poiché i maestri attuali insegnano principalmente per denaro, la scienza del combattimento è completamente allo sbando. Benché alcuni se ne rendano conto, si vergognano troppo a imparare dagli altri...siamo in un vicolo cieco."
"...Ci sarebbero tante altre cose da aggiungere, ma mi sento in imbarazzo a parlare, poiché molti miei cari amici praticano il *taijiquan*. Essendo un'arte meno rovinata della maggior parte delle altre, e poiché la praticano molte persone dotate di acume, mi permetto di criticarla liberamente. In caso contrario, avrei già smesso da tempo di parlarne. A proposito di critica, temo che fra i praticanti di *taijiquan* ce ne siano spaventosamente troppi che non capiranno mai la scienza del combattimento, ancor più

numeroso è il gruppo di chi è ben lungi dall'essere un maestro esperto. In gioventù sentii parlare del famosissimo taoista Zhang Sanfeng. Una volta cresciuto, e dopo aver viaggiato in tutto il Paese, mi sono reso conto che fra tutte le scuole di arti marziali quella di *taijiquan* annovera il maggior numero di praticanti. A lungo ho nutrito dubbi su questo stile...."

"...Il punto cruciale è stabilire se gli insegnamenti trasmessi agli allievi siano veri o falsi. Al giorno d'oggi, inoltre, i praticanti di *taijiquan* differiscono uno dall'altro, e anche le teorie variano. È tutto falso e casuale! Ricordo che Zhang Sanfeng ha detto: "lasciare il proprio corpo è sbagliato, ma attaccarsi al corpo di un altro è molto peggio". Il *taijiquan* ha 140 o 150 posizioni, ma ce n'è almeno una che sia originale? Lo spirito, inoltre, è strettamente vincolato e non può essere liberato. È veramente dannoso per il benessere di nervi, membra e tronco. Sapendo quanto fosse saggio Sanfeng, non credo abbia trasmesso una tecnica così scorretta.

Analizzando il contenuto prolisso del *Taijiquan Tushuo* [85], vediamo che si esamina il peso singolo, il doppio peso e poi ancora il peso, ma queste cose approfondite non sono che una parte dei rudimenti della scienza del combattimento. Posso chiedere ai famosi maestri di *taijiquan* di farsi un esame di coscienza e dirmi se c'è un solo metodo o posizione che corrisponda alle teorie espresse in quel manuale?[86] Poiché affermano che si tratta dell'arte suprema della boxe, qual è il motivo della mancanza di risultati nella pratica?..."

"...Sebbene il *taijiquan* sia praticato da un gran numero di persone e ciò gli abbia assicurato una notevole fama, le persone consapevoli sanno che ormai è l'ombra di se stesso. È possibile che io mi sbagli....spero con tutto il cuore che gli altri praticanti di arti marziali si affrettino a smentirmi..."[87]

Nella stessa intervista spiega cosa intende con scienza del combattimento: "...il valore della scienza del combattimento non si stabilisce in base al rilassamento e ad altri obiettivi trascurabili. Si tratta di un processo continuo di apprendimento, che corrisponde a un'esigenza umana e non può avvenire in tempi brevi. È per questo che Zhuangzi ha detto: "le arti marziali penetrano davvero il *dao*". Esse, infatti, rappresentano la base della cultura e delle arti, sono la linfa vitale della filosofia e del *Chan* 禅..."

"...Bisogna inoltre sapere che, se uno ha il tempo di dedicarsi alla boxe, dovrebbe farlo senza seguire un metodo particolare, assecondando liberamente l'intuizione: in questo modo otterrà grandi risultati..."

"..le tecniche di combattimento, se paragonate alla tutela della salute, hanno ben poca importanza. Le tecniche di tutela della salute si basano sulla concentrazione dello spirito e sul nutrimento della propria natura. La mente diventa vuota e unificata: è la cosiddetta arte di corpo e mente, di vita e natura. Con il tal movimento e la tal posizione, scattando in avanti e balzando all'indietro, diventa difficile perfino sognare di varcare il cancello della tutela della salute. Essa, in realtà, è semplice e accessibile. L'autentica natura umana ama la naturalezza e la libertà di movimento, senza vincoli, basate sull'intera gamma degli istinti naturali. Ogni mattina all'aria aperta, tralasciando ogni tecnica, piegate leggermente le giunture di tutto il corpo, fissate il cielo, muovetevi liberamente e con lentezza, percepite intuitivamente il vuoto esterno e la forza lieve che oppone resistenza. Agendo in tal modo, sembra che la mente stia nuotando. Il corpo e la mente sono spontanei e a proprio agio, non soltanto liberi e senza vincoli, ma in grado di percepire gradualmente l'eco della natura. Dopo un lungo periodo di allenamento, gli istinti si rivelano e lo spirito risplende: la persona avrà acquisito le basi del combattimento senza neppure averle cercate. Se uno rimane attaccato ai movimenti meccanici, si trastulla in gruppo e nella pratica mira solo alla ricerca della bellezza, allora non sa che, se un uomo di giudizio vede una cosa del genere, starà male per dieci giorni. È terribile, una persona simile non capirà mai nulla della *boxe*…"

"…in origine il combattimento era solo un aspetto marginale, ma la gente normale giudica l'abilità nella *boxe* dalla relativa superiorità o inferiorità in combattimento…"[88]

La ricerca dell'essenza delle arti marziali, a beneficio dello spirito della nazione, di cui restava soltanto un barlume, spinse Wang Xiangzhai al confronto continuo per poter sfrondare la pratica da tutte le infrastrutture che limitassero il vero scambio e la vera crescita dei praticanti, e per demolire teorie fallaci nate in ambienti settari dove lo scopo non è l'espressione libera dello spirito bensì la supremazia personale.

Parliamo ora del metodo del maestro Wang Xiangzhai, che può aiutare a comprendere quali possano essere le fasi evolutive teoriche comuni al *taijiquan* e alle altre arti interne.

Egli ritiene che per ottenere dei risultati concreti nella pratica marziale, bisogna porre alla base del proprio processo di trasformazione della forza gli esercizi di *zhanzhuang*. Egli sviluppò il metodo *yangshenzhuang* 养生桩(*zhanzhuang* per nutrire il principio vitale) , elaborato a partire dalle posizioni *zhanzhuang* dello *xingyiquan,* volto a promuovere la salute e per la trasformazione dell'individuo, praticabile da persone malate o senza velleità marziali, comunque associabile alla pratica marziale e coerente in linea di principio con il lavoro di sintesi di Wang.

Questa pratica, volta alla naturalezza e spontaneità, senza forzature, si divide anch'essa come il *taijiquan* in esercizi statici e dinamici.

Il maestro Li Xiaoming, allievo diretto del successore di Wang Xiangzhai, Yao Zongxun (1917-1985), è un medico tradizionale di fama mondiale, direttore del Dipartimento di Ricerca sul Qigong dell'Università di Pechino, e ha sperimentato in ambito clinico gli effetti del *qigong* (intendendo in generale le pratiche *yangshen, zhanzhuan,* ecc.) sui pazienti; inoltre è autore di numerosi testi e pubblicazioni e tiene seminari e lezioni in tutto il mondo.

Lo *yangshenqigong* (o *yangshenzhuang),* da lui trasmesso si divide, coerentemente con i principi taoisti, in "tre stadi" e "nove passi" (*sanceng jiubu*)[89].

Il primo stadio, *lianjing huaqi,* si articola in tre passi:

yijing 意静 ("pace del pensiero cosciente"), quiete del pensiero che si realizza attraverso il rilassamento nelle posture, una condizione intermedia tra l'intenzione cosciente e la non intenzione; è il prerequisito per praticare qualsiasi tipo di *gong.*

xingzheng 形正 ("correttezza della forma corporea"), la postura deve avere i corretti allineamenti corporei per indurre un buon grado di rilassamento e far scorrere il *qi,* in ogni caso senza la quiete delle intenzioni non si può avere coscienza della correttezza della forma in quanto la regolazione deve avvenire al confine tra la coscienza e l'incoscienza, cioè naturalmente.

qishun 气顺 ("il *qi* fluisce"), in questa fase il *qi,* come conseguenza della forma corporea corretta, fluisce liberamente, regolarizzando il suo flusso, per poi essere nutrito, consolidato e protetto. La respirazione naturalmente diventa addominale e il *qi* scende nel *dantian.* Il *qi* che viene alimentato è il *zhenqi ("qi* autentico")*, e yuanqi ("qi* originario", il *qi* prenatale).

Il primo stadio viene anche definito *xin he yu yi* 心合与意 , cioè "unione armonica tra la mente e le intenzioni".

Il secondo stadio, *lianqi huashen,* si divide in:

jing ("forza" o "vigore"), è la "forza interna" *(neijing),* che si origina dal

flusso del *qi* nel corpo guidato dallo *yi*; si parte dal rilassamento della vita (*yao* 腰), mobilizzando le anche, e si usa *yi* per far passare il *qi* in *dumai* attivando la piccola circolazione celeste.[90]
Quando si innesca la piccola circolazione si genera il *jing*. L'origine del *jing* è nel midollo spinale, e il midollo è legato a *dumai*; il punto più importante collegato al midollo è *mingmen*[91] 命门, ecco l'importanza di *yao*.

shi 势 ("forma", "forma maestosa"), ha un significato ampio, legato alla propria forma che mette in moto il *jing*. I concetti ordinari vengono sovvertiti, il corpo è come una sfera *taiji*, grande al punto da non avere nulla al di fuori, e piccolo al punto da non avere nulla all'interno. La propria mente partendo dall'interno fa espandere la propria forma corporea in tutte le direzioni, all'infinito; si è alti e dritti come se si "sostenesse il cielo puntando sulla terra", e pieni di forza, potendo operare tutte le trasformazioni dello *shi* dal grande al piccolo.

shen ("spirito"), è una facoltà del cielo anteriore e come tale non ha confini spazio-temporali. La base materiale dello *shen* è il *zhenqi* e dopo aver trasformato il *qi* in vigore, e la forza in forma maestosa, i pensieri si fermano e si genera lo *shen*. Lo *shen* è ciò che lo *yi* usa e muove; solo quando il pensiero è stabile e in quiete lo spirito si condensa.

Lo *shen* è all'interno degli occhi e si proietta all'esterno quando la mente raggiunge un elevato livello di quiete.

Il terzo stadio è *lianshen huaxu* , si divide in : *kong, xu* e *ling;* essi non hanno forma concreta ma sono forze reali, non ci sono metodi per praticarli essendo giunti al *wuwei* 无为 (azione in conformità allo spirito universale, non-azione); non si può dire che l'uno sia più elevato dell'altro.

kong 空 ("vuoto"), è in corrispondenza con *yi* (pacificato) e *shen*; si manifesta quando lo *shen* è pieno, e si apre il *dantian* superiore ; è il vuoto della mente. È una sensazione di vuoto immenso, difficilmente descrivibile, che però riempie e raggiunge ogni cosa.

xu 虚 ("vuoto"), è l'unione tra *xing* (corretta) e *shi* (completa), da cui si ottiene una corretta circolazione del *qi* e del sangue, che genera la sensazione di *xu*.

Si percepisce lo *yuanqi* in ogni cosa, il vuoto in ogni cosa, e lo *shen* può così vedere e penetrare la materia. È l'aspetto infinitesimale del *dao*.

ling 灵 ("spirito funzionale", indica "lo spirito dell'autentico *yang*"), è in corrispondenza con il pieno fluire del *qi* e la piena espressione della forza;

lo *shen*, attraverso *kong* e *xu*, si armonizza per creare *ling*. Con il compimento di *lianshen huanxu*, lo *shen* si trasforma in *yangshen*, e, tutt'uno col *dao*, può con ulteriore esercizio sviluppare qualsiasi capacità soprannaturale (ve ne sono 3600).

Il noto discepolo di Yang Chengfu, Zheng Manqing, in quanto persona di spicco nelle arti tradizionali, si prodigò per divulgare attraverso le sue opere e l'insegnamento il significato più intimo del *taijiquan*, mettendolo esplicitamente in relazione ai *sanceng jiubu*, secondo la sua personale interpretazione.[92]

Egli indica 3 stadi, Uomo, Terra, Cielo, e per ognuno 3 fasi minori.

Lo stadio Uomo è una preparazione del corpo in cui si rilassano i tendini e si rinvigorisce il sangue: nella prima fase si rilassano i tendini dalla spalla al polso; nella seconda fase si rilassano i tendini dall'inguine ai talloni; nella terza fase si rilassano i tendini della schiena dal punto *weilu* (punta del coccige) alla sommità del capo (*baihui*).

Lo stadio Terra "apre" le articolazioni. Nella prima fase si fa scendere il qi nel *dantian*, base per lo sviluppo del *qi*. Nella seconda fase il *qi* giunge ai 4 arti; dopo che il *qi* è sceso nel *dantian* è come se lo si potesse guidare con la mente, ed è allora che lo si fa giungere all'inguine, alle ginocchia e ai talloni, poi lo si fa arrivare alle spalle, ai gomiti e ai polsi. In questo modo tutte le articolazioni dei 4 arti sono "aperte"; per questo nei classici è scritto: "muovi il *qi* con la mente e il corpo con il *qi*".[93]

Nella terza fase il *qi* passa dal *weilu* al *niwan* (altro nome del *baihui*); ciò corrisponde all' "apertura delle tre porte" (*weilu*, *jiaji* – fra le scapole – e *yuzhen* – nell'osso occipitale) o *xiaozhoutian*.

Lo stadio Cielo coinvolge la coscienza. La prima fase è l'ascolto della forza dell'avversaro (*tingjing*). La seconda fase è la comprensione dell'energia (*dongjing*), ovvero interpretazione della forza avversaria attraverso i suoi più piccoli movimenti interni (il *qi* trae origine nei tendini, vasi sanguigni, membrane e diaframma, da cui derivano 4 tipi di forza: difensiva, nascosta, imminente e di parata). La terza fase è il livello della "perfetta chiarezza".

"Il *qi* può trasmutarsi ed evolversi nella funzione di spirito. Cio' che si intende con la forza senza forza e' la forza spirituale. Dove va lo sguardo, anche lo spirito va e il *qi* segue. Il *qi* è capace di muovere il corpo senza l'attivazione della mente e lo spirito, quando si muove, può portare con sé il *qi*. Questa è la forza spirituale o ciò che può anche essere chiamata velocità miracolosa".[94] A questo livello è possibile percepire l'intenzione dell'avversario.

Cerchiamo ora di mettere in relazione la schematizzazione desunta dagli scritti del Maestro Zheng Manqing, con le indicazioni orali di pratica riportate in precedenza, facendo il punto sulla metodologia del *taijiquan*: il primo stadio corrisponde alla pratica della forma di accesso dello stile (introdotta da esercizi di base), lenta e continua, comunque focalizzata sull'apprendimento e sulla assimilazione delle posture, che conferisce un buon grado di rilassamento dinamico; è un lavoro dall'esterno per indurre coordinamento e rilassamento all'interno. È la fase di riequilibrio del corpo (riequilibrio del *jing*).

Nel secondo stadio, come conseguenza dell' "allentamento" (*song*) delle tensioni muscolari del primo stadio, il respiro diventa addominale, l'intenzione si mantiene stabilmente nel *dantian* ed il *qi* conseguentemente si accumula in esso. Ciò corrisponde ad un rilassamento profondo del corpo-mente.

Comincia la fase *lianjing huaqi*, cioè si attiva una trasformazione dell'energia *jing* "grossolana", in *qi*, più raffinato.

Al momento giusto il *qi* viene indotto a circolare dal *dantian* agli arti e dagli arti al *dantian*, provocando la cosiddetta "apertura" delle articolazioni, che evidentemente coincide con una condizione particolare di rilassamento, estensione muscolare, coordinamento con la volontà, dinamicità, elasticità e forza tendinea; ciò consente una trasmissione energetica a cui si accompagna una particolare onda dinamica, la cosiddetta "forza unificata" (*jing*), altresì descritta come forza elastica. Si è ancora nella fase del movimento a spirale, risultante dell'ottimizzazione delle leve del corpo, nell'ambito del cielo posteriore; non si è ancora nella fase della vera e propria forza interna, *neijing*, connessa alla dimensione del cielo anteriore.

Nell'ultima fase del secondo stadio l'energia, libera di circolare in tutto il corpo, attraverso la pratica costante, si trasforma ulteriormente e dal *dantian* è in grado di innalzarsi all'interno del meridiano *dumai*, lungo la colonna vertebrale, per scendere poi lungo il meridiano verticale anteriore *renmai*, attivando così il percorso circolare della piccola circolazione celeste, che elimina le dispersioni di *jing* e *qi* trasformandoli ad uno stadio diverso. Si può ipotizzare che a questa trasformazione si accompagna una trasformazione nel rapporto tra *jing, qi, shen,* cioè tra corpo, respiro, e spirito, sempre uniti in un'unica sostanza ma con ruoli diversi e diversi livelli di attivazione che determinano appunto gli stadi di coscienza e di dominanza di una certa qualità dell'energia.

In seguito alla realizzazione della piccola circolazione celeste inizia la trasformazione di *qi* in *shen* e l'intenzione cosciente *yi* è in contatto istantaneo e diretto con l'energia, cioè con la sua sorgente nel *dantian*, senza più passare attraverso il tramite spazio-temporale del sistema nervoso volontario, dei muscoli; è lo *yi* che muove il *qi*, ed il *qi* muove il corpo generando la forza.

Riguardo al *neikaihe* si può desumere un cambio naturale nell'espressione di *kaihe*, dove il *qi* riempie tutto il corpo, il che potrebbe coincidere con l'affermazione dei classici "il *qi* si condensa nelle ossa"[95]; il *qi*, cioè, non scorrendo più linearmente su percorsi a spirale a partire dal *dantian* fino agli arti, si concentra nelle ossa e nel *dantian* - cioè nella parte "più interna" di tutto il corpo – in inspirazione, per poi esprimersi istantaneamente dalle ossa all'esterno in espirazione. Potremmo paragonare questo livello ad una "bolla di energia raffinata" che si condensa nel midollo per poi espandersi deformandosi verso il punto di applicazione della forza; ciò corrisponde al *neijing* dello *yangshengong*.

Potremmo dire che dal controllo volontario (ordinaria accezione di volontà) si passa all'attivazione di una funzione sottile dell'individuo, *yi*, in contatto con tutto il corpo-mente-energia, che fa scaturire la forza. Potremmo anche desumere intuitivamente che questa radicale trasformazione segna un primo passo verso la consapevolezza del *dao*, verso un "non controllo" che conforma l'individuo al macrocosmo; questa fase predispone il microcosmo uomo a "immagine e somiglianza" del macrocosmo, determinando un' "osmosi" per risonanza dal macro al micro; il micro comincia a riconoscersi nel macro ed il macro riconosce il micro, favorendo ulteriori trasformazioni, viste dal nostro punto di vista sempre più "naturali", in quanto non più dipendenti dalla nostra volontà (percepita come separata da tutti i fenomeni naturali), implicando una trasformazione della volontà stessa e della coscienza attraverso il "corpo".

Nella prima fase del terzo stadio, dopo la trasformazione del *qi*, l'attivazione di *yi*, e la conseguente, anche se non specificata, trasformazione della forza, si lavora sulla forza che ascolta, *tingjing,* primo vero passo per interagire con l'esterno.

Nella seconda fase si va in profondità nell'interpretare l'energia dell'avversario; l'evoluzione del rapporto tra interno ed esterno corrisponderebbe alla raffinazione del *qi* in *shen* e quindi viene completata la fase *lianqi huashen*.

Riguardo alla terza fase del terzo stadio è difficile persino ipotizzare delle spiegazioni approssimative e ci si può soltanto ricollegare alla tappa successiva dell'alchimia taoista, dove lo *shen* si tramuta in *xu*, cioè *lianshen huanxu*.

Il terzo stadio è associato dal maestro Zheng alla pratica del *tuishou*, eletto a strumento fondamentale di interazione del proprio microcosmo con l'esterno e col *dao*.

Il maestro Yang Chengfu riassume così il percorso di pratica delle arti marziali interne: "la scuola interna ha tre livelli: il *jing* si trasforma in *qi*, il *qi* si trasforma in *shen* e *shen* si trasforma in *xu*. Se si raggiunge il primo livello, il corpo diventa forte e le forze esterne non possono penetrare. Se si raggiunge il secondo livello, questa pratica trasforma il corpo in modo che possa istantaneamente rispondere alla mente. Se si raggiunge il terzo livello allora si dimentica l'avversario e se stessi, il corpo e la mente, diventando vuoti, non esistono più. Raggiunto questo livello si è capaci di controllare l'avversario senza toccarlo."[96]

太极拳

"ADDESTRAMENTO INTERIORE"

Di seguito alcuni tratti del *guanzi* (testo classico del 4° secolo a.c.) particolarmente ispiranti per chi procede nella pratica e nella Via.

"...e' pura essenza (jing) presente in tutte le cose che infonde la vita, in basso genera i 5 cereali, in alto le stelle ordinatamente disposte, quando fluttua tra cielo e terra, prende il nome di spirituale e divino (gui e shen), chi ne accumula in gran quantita' nel proprio petto, prende il nome di saggio. Questa energia vuitale(qi), cosi fulgida da ascendere al cielo, cosi oscura da penetrare nei piu profondi abissi, cosi vasta da risiedere negli oceani, cosi densa da risiedere in noi stessi! Questa energia vitale non puo essere trattenuta dalla forza fisica (li), ma deve essere stabilizzata dalla virtu (de)."

"...se il mio cuore e' ben regolato anche i miei sensi son ben regolati, se il mio cuore e' calmo anche i miei organi sensoriali sono calmi chi li regola e' il cuore, chi li placa e' il cuore. Il cuore viene utilizzato per contenere un altro cuore quel cuore nel cuore intuisce (yi) ancor prima di parlare(yan) solo dopo aver intuito prende forma (xing), solo dopo aver preso forma parla, solo dopo aver parlato e' pronto a decidere, solo allora e' ben regolato. E se non e' ben regolato, inevitabilmente e' disordinato (luan), se e' disordinato, muore."

"...se la pura essenza (jing) viene preservata intatta (cun) e da se' infonde vitalita', il suo aspetto apparira' in tutto il suo splendore.
Accumulata al nostro interno, diventa una sorgente, come un'immensa distesa d'acqua (haoran), armonizza e acquieta ogni cosa e forma le profondita' del qi.
Se queste profondita' non inaridiranno, le quattro parti del corpo saranno stabili, se la sorgente del qi non si prosciughera', le aperture dei nove orifizi si conserveranno sgombre, e allora sara' possibile spingersi ai limiti di cielo e terra e raggiungere ogni luogo all'interno dei quattro mari. Se non vi saranno dubbi all'interno, non vi sarano catastrofi all'esterno."

太
极
拳

Il Taijiquan

Sequenze posture di

Chen Fake
陈发科

e

Yang Chengfu
杨澄甫

Chen Fake

laojiayilu zhengui quanzhao - 陈发科老架一路珍贵拳照
("Rare illustrazioni della prima sequenza della forma antica di Chen Fake")[97]

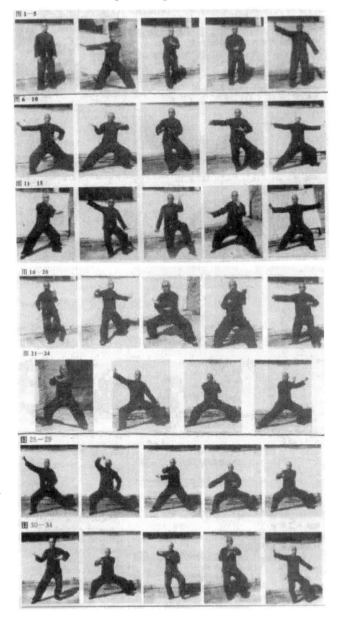

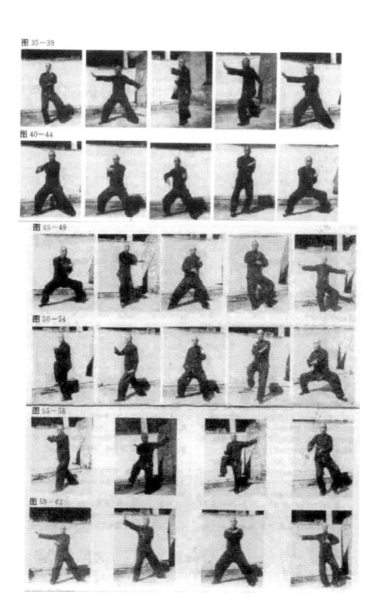

图 35—39

图 40—44

图 45—49

图 50—54

图 55—58

图 59—62

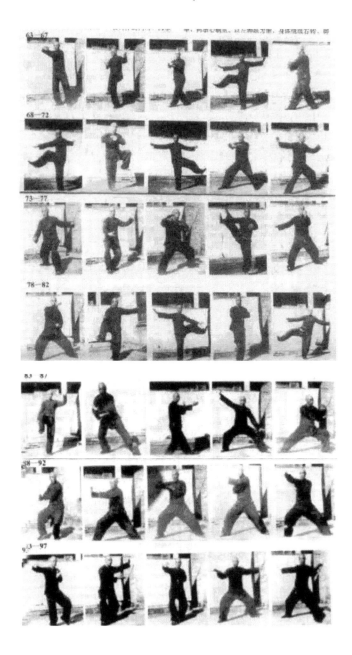

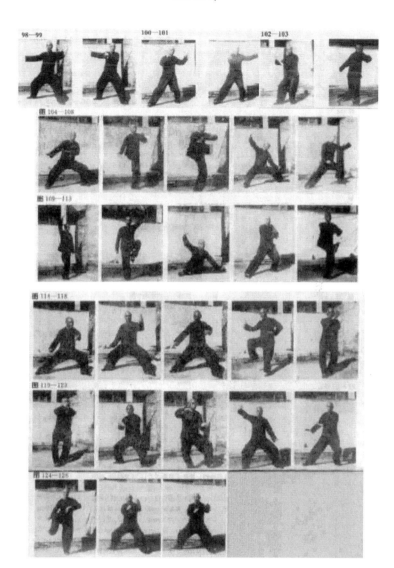

太极拳

Yang Chengfu
quanzhao - 杨澄甫拳照
("Illustrazioni della boxe di Yang Chengfu")[98]

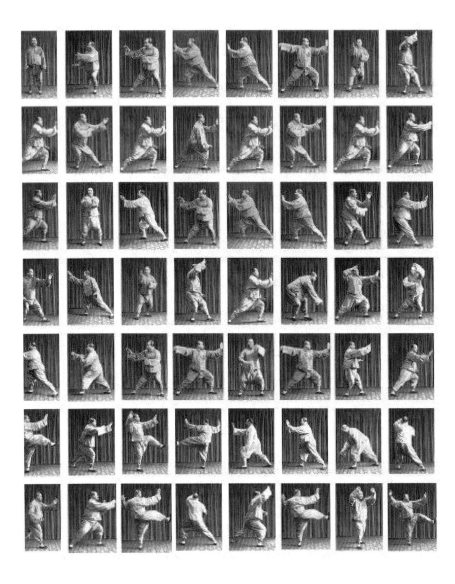

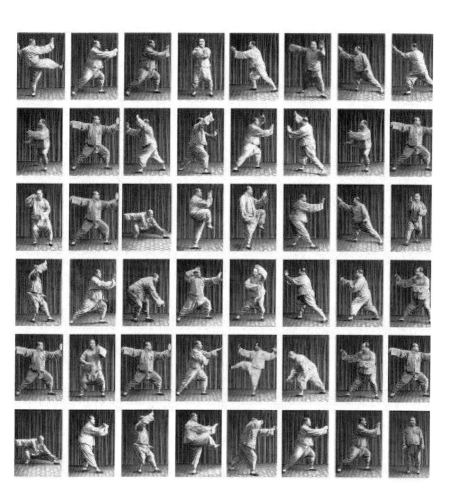

Appendice 1

A – Tavola genealogica

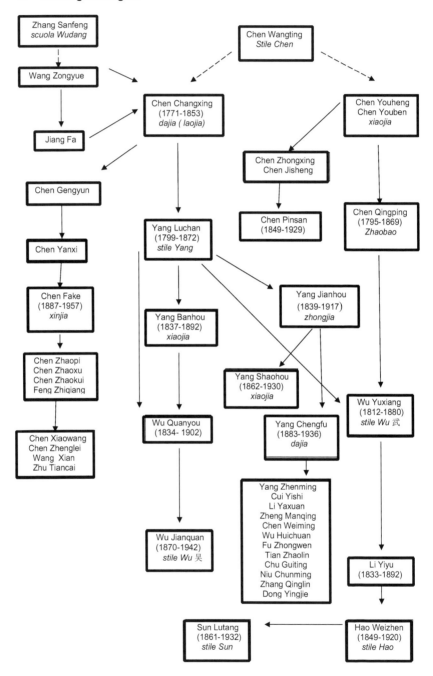

太极拳

NOTE DEI CAPITOLI

1. Vedi Seidel, Anne, 1997, p.37.
2. Ibidem, 1997, p.43-44.
3. Vedi Despeux, Catherine, 1981, p.37.
4. Vedi Schipper, Kristopher, 1983, p.12.
5. Vedi Schipper, Kristopher, 1983, p.16.
6. Sulla storia dei movimenti taoisti vedi in particolare Robinet, Isabelle, 1993.
7. Termine generico che raggruppa varie tipologie di tecniche per nutrire e conservare il qi, con obiettivo primario la longevità, che vanno dai metodi respiratori, a quelli sessuali, ginnici, dietetici, farmaceutici, alchemici.
8. Vedi Schipper Kristopher, 1983, p.46.
9. Ibidem, 1983, p.47.
10. Ibidem, 1983,p.53.
11. Ibidem, 1983, p.60.
12. Ibidem, 1983, p.207.
13. Per approfondimenti riguardo alla storia dell'alchimia vedi Robinet, Isabelle, 1993.
14. Vedi Esposito, Monica, 1995, p.143.
15. Sui luoghi del corpo e le tappe dell'alchimia vedi ad esempio Despeux, Catherine, 2001.
16. Vedi Despeux, Catherine, 2001, p.179.
17. Vedi Schipper, Kristopher, 1983, p.173.
18. Vedi Esposito, Monica, 1995, p.142.
19. Vedi Robinet, Isabel, 1993, p.212.
20. Vedi Esposito, Monica,1995, p.142.
21. Vedi Schipper, Kristopher, 1983, pp.183-184.
22. Già nel baobuzi si citano, per l'alchimia operativa, 9 fasi di trasmutazione del cinabro, vedi Schipper Kristopher, 1983, pp.210-211.
23. Vedi Bai Yuchan, a cura di Alfredo Cadonna, 2001, nota n°38, p.135.
24. Ibidem, 2001, nota n°23, p.130.
25. Vedi Seidel, Anne, 1997, nota n°58, p.86.
26. Vedi Yang Jwing Ming, 1996, p.4.
27. É lo stile di arte marziale cinese della scuola "esterna" per eccellenza, originatosi nel tempio di Shaolin, nello Henan; riguardo alla distinzione tra scuola "interna" e scuola "esterna", vedi oltre.
28. "Boxe dell'aprire le braccia", metodo considerato al confine tra la scuola interna e la scuola esterna.

29. "Arti marziali della scuola interna".
30. "Boxe della mente e dell'intenzione delle 6 armonie", originaria dello Henan.
31. Esercizio di lotta della "spinta con le mani".
32. "Boxe della forma e dell'intenzione", originario dello Shanxi, affine allo xinyiquan, e proveniente dallo stesso ceppo originario; vi sono numerose scuole e sottostili simili che usano i termini xinyiquan o xingyiquan, pertanto, dove non specificato diversamente, useremo il termine generico xingyiquan.
33. "Palmo del freddo dell'ovest".
34. "Boxe della scuola interna di Wudang di Zhang Songxi 张松溪", famoso boxer di epoca Ming. Le montagne Wudang sono situate nello Hubei e sono tradizionalmente considerate il luogo più importante per le pratiche marziali e militari taoiste.
35. Vedi paragrafo 2.5.
36. "Boxe degli 8 poli", metodo intermedio tra la scuola interna e quella esterna.
37. La distinzione tra dizi 弟子 ("discepolo"), e xuesheng 学生 ("studente"), corrisponde a ciò che si intende con la distinzione tra allievo "interno" e allievo "esterno"; il discepolo è colui che, dopo un'apprendistato di diversi anni con un discepolo anziano del maestro, viene accettato come studente privato dallo stesso caposcuola, attraverso una cerimonia formale in cui l'aspirante si prostra davanti al maestro. Per alcune scuole, tra i requisiti indispensabili, vi è l'appartenenza alla famiglia (clan) del maestro. Lo studente, invece, è colui che partecipa a lezioni pubbliche, nei casi in cui vengano tenute. Anticamente infatti l'insegnamento era molto rigido e non aveva fini salutistici o di intrattenimento, solo dopo l'avvento della Repubblica Cinese alcuni famosi maestri hanno cominciato a insegnare pubblicamente con fini igienici e commerciali. Dopo il 1949 le scuole tradizionali hanno dovuto sottostare alle regole imposte dal governo, e dove non hanno potuto operare pubblicamente, hanno mantenuto clandestinamente una trasmissione tradizionale; ora si assiste ad una parziale ripresa di autonomia da parte delle singole scuole, che in maniera fisiologica, senza cerimonie ufficiali, selezionano tra gli studenti coloro che sono all'altezza di diventare discepoli, per trasmettere il bagaglio completo della scuola.
38. Vedi Jou Tsung Hwa, 1986, p.13.
39. Su questa questione vedi alla fine del paragrafo 2.4.
40. Per una definizione di società segreta vedi al paragrafo 2.4.
41. Vedi Fei Ling Davis, 1971, pp.95-100.
42. Vedi Jow Tsung Hwa, 1986, p.19.
43. Vedi Despeux, Catherine, 1987, pp.19-20.
44. Ibidem, 1987, p.20.
45. In "Brief History of Tai Chi Ch'uan", di Wu Tunan 吴图南; vedi Wen Shan Huang, 1973, p.54.
46. Basandosi sul Mingshi William C.C. Hu concluse che Zhang Sanfeng visse dal 1391 al 1459; vedi Wen Shan Huang, 1973, p.53-55.
47. Vedi Despeux, Catherine, 1987, p.16.
48. Leggenda riportata in Taijiquan shi di Dong Yingjie, vedi Despeux, Catherine,

1987, pp.15-16.
49. Per lo stile Hao vedi paragrafo 2.5.
50. Vedi Feng Zhiqiang e Feng Dabiao, 1984, pp.1-3.
51. Vedi Despeux, Catherine, 1987, p.21.
52. Vedi Feng Zhiqiang e Feng Dabiao, 1984, pp.2-3.
53.
54. A conferma della presenza e divulgazione di questa forma, che si credeva perduta, vedi Wang Zhenghua, 2005.
55. Vedi Li Deyin, 2004, p.27.
56. Vedi Despeux, Catherine, 1987, pp.21 e 195.
57. Chen Gengyun, Chen Zhongsheng e Chen Jisheng furono i 3 migliori maestri della XV generazione, per maggiori informazioni riguardo ai maestri di taijiquan della famiglia Chen vedi Dufresne Thomas e Nguyen Jacques, 1994, e inoltre Yu Gongbao, 2005.
58. Allora il nome dei Chen era conosciuto nella capitale solo indirettamente, come famiglia da cui il famoso fondatore dello stile Yang, Yang Luchan, apprese il taijiquan; gli eredi delloYang sottolineavano un'origine esterna ai Chen, rifacendosi a un'epoca nebulosa che legava la loro maestria al taoismo e a Zhang Sanfeng; vedi oltre nel testo.
59. Famosa istituzione del governo Nazionalista, con diramazioni in tutta la Cina, che raccolse le esperienze dei più rinomati maestri per creare dei programmi di istruzione volti a sviluppare uno "spirito marziale" nazionale, e a risollevare la popolazione dagli effetti delle guerre e degli scontri sociali avuti a causa dei Qing, degli Occidentali e dei Giapponesi.
60. Vedi Despeux, Catherine, 1987, p.23.
61. il maestro Chen Jikang, successore di questa corrente, visse per diverso tempo a casa del maestro Ge, riconoscendolo come discepolo interno e trasmettendogli alcuni "segreti" dello stile.
62. Feng Zhiqiang infatti sostiene che si possa parlare di taijiquan dei Chen soltanto a partire da Chen Changxing.
63. Sulle varie versioni della storia legata alla famiglia Yang, vedi Wile, Douglas, 1983, da p.I a p.IX.; per le note biografiche dei vari maestri sino ai giorni nostri vedi Yu Gongbao, 2005.
64. Vedi Yang Zhenduo, 1991, pp.4-5.
65. Vedi Despeux, Catherine, 1987, p.125.
66. Vedi Yang Zhenduo, 1991, p.6.
67. Ibidem, 1991, p.8.
68. I tre fratelli Yang Zhenji, Yang Zhenduo e Yang Zhenguo si allenarono col padre per un periodo molto breve, e poi non seguirono il fratello maggiore a Hong Kong, né mantennero rapporti con lui; nemmeno studiarono con gli autorevoli discepoli di Yang Chengfu citati, pertanto, anche se godono di elevata popolarità, non sono considerati alla stessa stregua degli altri.
69. Vedi Cheng Man Ch'ing, 1998.
70. Vedi Chen Wei Ming, 1985.

71. Il cui titolo è Taijiquan dao jian gun sanshou daquan 太极拳刀剑棍散手打拳; vedi Despeux, Catherine, 1987, p.68 e p.164.

72. Pratica del "palo eretto", costituita essenzialmente da posture statiche per l'armonizzazione della postura e lo sviluppo del qi; alcune di queste sono tradizionalmente impiegate come base da ogni arte marziale in quanto abbinano un lavoro isometrico che potenzia le gambe con il progressivo rilassamento ed estensione della parte alta, regolando naturalmente la respirazione.

73. Vedi Jow Tsung Hwa, 1986, pp. 161-162.

74. Vedi Esposito, Monica, 1995, p.103.

75. Vedi Wile, Douglas, 1983, p.91.

76. Vedi Chen Wei Ming, 1985, p.26.

77. Vedi Xiu Dingben, 2004, p.317 e seguenti.

78. Anche nello stile Wu ⊠, come nello xiaojia del Chen, i movimenti compatti della forma vengono all'inizio sezionati e amplificati.

79. È il zhanzhuang dello Shaolinquan.

80. Vedi Wang Xiangzhai, 2006, da p.30 a p.42.

81. Si riferisce ai 3 pugni antichi, già citati in un passo non riportato, che sono all'origine anche dello xingyiquan.

82. Intende probabilmente una riforma del taijiquan analoga al processo che lo ha portato ad abbandonare le forme di xingyiquan, e di altri stili, per far convergere l'essenza degli esercizi marziali nell'yiquan.

83. Si riferisce all'insegnamento di Confucio.

84. Cioè dall'avvento della Repubblica Cinese.

85. La già citata summa del Chenshi taijiquan di Chen Xin.

86. Questo manuale espone la teoria dell'Yijing e la pone in rapporto al taijiquan e ai movimenti della forma Chen; in alcuni casi però le concordanze stabilite sembrano forzate e contraddittorie; il linguaggio ermetico fa pensare ad un'esposizione di livelli superiori di comprensione del taijiquan, ma Wang Xiangzhai non sembra pensarla in questo modo.

87. Vedi Wang Xiangzhai, 2006, da p.55 a p.70.

88. Vedi Wang Xiangzhai, 2006, da p.70 a p.80.

89. Vedi Li Xiaoming, 1997; secondo il maestro Li questo percorso si applica a qualsiasi arte, gong, dal qigong al massaggio, alle arti marziali.

90. Si può intendere che la realizzazione della piccolo rivoluzione celeste è l'inizio della tappa lianqi huashen, e la rivoluzione continua per produrre il jing e favorire le successive trasformazioni.

91. "Porta della vita", punto n °4 di dumai, tra la seconda e la terza vertebra lombare.

92. Vedi Cheng Man Ch'ing, 1998, cap. 11.

93. Vedi Cheng Man Ch'ing, 1998, p.91.

94. Vedi Cheng Man Ch'ing, 1998, p.94.

95. Nel trattato di Wang Zongyue si dice: "muovendo il qi con la mente (yi) e affondandolo (nel dantian), esso si condensa nelle ossa"; Yang Chengfu, commentando quest'affermazione, precisa che il requisito per affondare il qi è avere la mente calma, e che dalla condensazione del qi nelle ossa deriva la vera

太极拳

forza del taijiquan; vedi Wile, Douglas, 1983, p.105.

96. Vedi Chen Wei Ming, 1985, p.26.
97. Vedi http://www.taiji.net.cn/Article/Class4/Class15/200109/684.
98. Vedi Shi Yueming, 2003.

BIBLIOGRAFIA

TESTI IN LINGUE OCCIDENTALI

Bai Yuchan, Quali parole vi aspettate che aggiunga?: il commentario al Daodejing di Bai Yuchan, maestro taoista del XIII secolo, a cura di Alfredo Cadonna, Firenze, Olschki, 2001.

Chang Tsu Yao e Fassi Roberto, Tai chi chuan il segreto dell'energia vitale, Milano, De Vecchi Editore, 1991.

Chen Wei Ming, T'ai chi ch'uan ta wen questions and answers on t'ai chi ch'uan [taijiquan dawen], translated by Benjamin Pang Jeng Lo and Robert Smith, Berkeley, North Atlantic Books, 1985.

Cheng Man Ch'ing, Tredici capitoli sul t'ai chi ch'uan, Venezia, Pollini Editore, 1998.

Despeux, Catherine, Taoismo e corpo umano, Milano, Edizioni Riza, 2001.

Despeux, Catherine, Taijiquan arte marziale tecnica di lunga vita, Roma, Edizioni Mediterranee, 1987.

Dufresne Thomas e Nguyen Jacques, Taijiquan, Paris, Editions Budostore, 1994.

Esposito, Monica, Il qi gong, Padova, Casa Editrice MEB, 1995.

Fei Ling, Davis, Le società segrete in Cina 1840 – 1911, Torino, Giulio Einaudi Editore,1971 (ed.or. Primitive revolutionaries of China. A study of secret societies 1840 – 1911).

Feng Zhiqiang e Feng Dabiao, Chen style taijiquan, Hong Kong, Hai Feng Publishing Co., 1984.

Gianluca Ballarin, Il Taijiquan: Matrice ed Evoluzione nella trasmissione degli stili Chen e Yang, tesi universitaria, Cà Foscari Venezia, 2007

Grandi Tiziano e Venanzi Marco, Fondamenti di tai chi chuan, Milano, Luni Editrice, 2001.

Jou Tsung Hwa, Il tao del tai chi chuan, Roma, Casa Editrice Astrolabio - Ubaldini Editore, 1986.

Li Deyin, Taijiquan, Beijing, Foreign Languages Press, 2003.

Li Xiaoming, Metodo pratico di autoelevazione col qigong tradizionale cinese, a cura di Vincenzo la Bella, Genova, Erga Edizioni, 1997.

Robinet, Isabelle, Storia del taoismo, Roma, Casa Editrice Astrolabio - Ubaldini Editore, 1993.

Sabattini Mario e Santangelo Paolo, Storia della Cina: dalle origini alla fondazione della Repubblica, Bari, Edizioni Laterza, 1986.

Saso, Michael R., Il taijiquan religioso esoterico secondo gli insegnamenti del maestro Chuang, Roma, Casa Editrice Astrolabio - Ubaldini Editore, 1979 (ed.or. The teaching of the taoist master Chuang,1978).

Schipper, Kristopher, Il corpo taoista. Corpo fisico - corpo sociale, Roma, Casa Editrice Astrolabio - Ubaldini Editore, 1983 (ed. or. Le corps taoiste: corps physique – corps sociel, 1982).

Seidel, Anne, Il taoismo religione non ufficiale della Cina, Venezia, Libreria Editrice Cafoscarina, 1997.

Wang Xiangzhai, Yiquan, Milano, Luni Editrice, 2006.

Wen Shan Huang, Fundamentals of tai chi chuan, Hong Kong, South Sky Book Company, 1973.

Wile, Douglas, Yang family secret transmissions, Brooklyn, Sweet Ch'i Press, 1983.

Wong Kiew Kit, Il libro del tai chi chuan, Roma, Casa Editrice Astrolabio - Ubaldini Editore, 1998.

Yang Jwing Ming, Shaolin white crane, Jamaica Plain, YMAA Publication Center, 1996.

Yang Jwing Ming, The root of chinese chi kung, Jamaica Plain, YMAA Publication

Center, 1989.

Yang Zhenduo, Yang style taijiquan, Beijin, Morning Glory Publishers, 1991.
Yue Tan, The principles of taijiquan, Shanghai, Shanghai Translations and Publishing Centre, 1991.

Rivista "New Martial Hero Magazine Europe", tutti i numeri pubblicati in italia

Testi in cinese

Gu Liuxin e Shen Jiazhen, Chenshi taijiquan, Beijing, Renmin Tiyu Chubanshe, 1994.
顾留馨 沈家桢，陈式太极拳，北京，人民体育出版社，1994。

Shi Yueming, Yang Chengfu quanzhao 1931 nian quanjia jiqi shiyongfa, Shanghai, Tongji Daxue Chubanshe, 2003.
石月明，　杨澄甫拳照　1931　年拳架及其使用法，上海，同济大学出版社，2003。

Yang Liru e Lixiu, Chuantong Yangshi taijiquan mingjia shizhan yongfa huicui, Beijing, Xinxing Chubanshe, 2005.
　杨礼儒 李秀，　传统杨氏太极拳名家实战用法荟萃，北京，　新星出版社，2005。

Yu Gongbao, Zhongguo taijiquan cidian, Beijing, Renmin Tiyu Chubanshe, 2005.
余功保，中国太极拳辞典，北京，人民体育出版社，2005。

Xiu Dingben, Taijiquan quanshu, Beijing, Renmin Tiyu Chubanshe,2004.
　修订本，太极拳全书，北京，人民体育出版社，2005。

Wang Zhenhua, Chenshi taijiquan 108 shi, Beijing, Beijing Tiyu Daxue Chubanshe, 2005.
　王振华，陈氏太极拳108式，　北京，北京体育大学出版社，2005。

Documenti tratti da internet

"Chen Fake laojiayilu zhengui quanzhao" 陈发科老架一路珍贵拳照, in http://www.taiji.net.cn/Article/Class4/Class15/200109/684.

Il presente compendio è uno spaccato di un lavoro molto più ampio di ricerca condotto da Gianluca Ballarin prima e poi portato avanti insieme durante la nostra stretta collaborazione per la mia rivista, la "*New Martial Hero Magazine*".
Collaborazione durata per quasi 10 anni e che ha sancito un rapporto di fratellanza e profonda amicizia.
Per sempre uniti nella pratica della Via.

Gianluca oggi ha bisogno di cure mediche e di supporto continuo a causa di un'ischemia cerebrale che lo ha colpito nel 2017.
Questo libro è dedicato a lui e al lavoro che stavamo portando avanti insieme.

Comprandolo potrai contirbuire alla nostra causa:
"Gli Amici di Jedi" - Comitato per la raccolta di fondi a sostegno di Gianluca.

https://comitato-amici-di-jedi.jimdosite.com/

€ 18,00

Printed in Great Britain
by Amazon

86059841R00078